食·医·养

一本拿下

慢性肾脏病

著者　筱田俊雄 / 小山律子

译者　栗　智

慢性肾病的诊断·治疗与食疗

江苏凤凰科学技术出版社

图书在版编目（CIP）数据

一本拿下慢性肾脏病 /（日）筱田俊雄，（日）小山
律子著；栗智译 . -- 南京：江苏凤凰科学技术出版社，
2015.6

（食·医·养系列）

ISBN 978-7-5537-0139-4

Ⅰ.①一… Ⅱ.①筱… ②小… ③栗… Ⅲ.①慢性病
—肾疾病—治疗②慢性病—食物疗法—食谱 Ⅳ.
①R692.05 ②R247.1 ③TS972.161

中国版本图书馆 CIP 数据核字（2012）第 239019 号

MANSEIJINZOUBYOU(CKD)NO SHINDAN · CHIRYOU TO SHOKUJIRYOUHOU

ⓒ 2008 by Toshio Shinoda & Ritsuko Oyama

Original Japanese edition published in 2008 by Nitto Shoin Honsha Co.,Ltd.

Simplified Chinese Character rights arranged with Nitto Shoin Honsha Co.,Ltd.

Through Beijing GW Culture Communications Co.,Ltd.

合同登记号　图字：10-2010-091 号

食·医·养系列

一本拿下慢性肾脏病

著　　　者	筱田俊雄　小山律子	
译　　　者	栗　智	
责 任 编 辑	孙荣洁	
责 任 校 对	郝慧华	
责 任 监 制	刘　钧	
出 版 发 行	凤凰出版传媒股份有限公司	
	江苏凤凰科学技术出版社	
出版社地址	南京市湖南路 1 号 A 楼，邮编：210009	
出版社网址	http://www.pspress.cn	
经　　　销	凤凰出版传媒股份有限公司	
印　　　刷	南京新世纪联盟印务有限公司	
开　　　本	718mm×1000mm　1/16	
印　　　张	11	
字　　　数	175千字	
版　　　次	2015年6月第1版	
印　　　次	2015年6月第1次印刷	
标 准 书 号	ISBN 978-7-5537-0139-4	
定　　　价	26.80元	

图书如有印装质量问题，可随时向我社出版科调换。

序言：心肾至要

在《一本拿下肾脏病》中，我用例子说明了肾脏的重要性。在本书的序言中，我想从肾脏与心脏的机能的角度进行阐述。

因为对生物来说，肝脏和心脏是至关重要的内脏器官，所以常用"肝心至要"来表达事物的关键。具有相同意思的还有从肝脏与肾脏的关系衍生而来的"肝肾至要"这种说法，但是，这种说法并不常见。很久以前，肾脏就因为能够调节体内的水分平衡、盐浓度，以及调节血压等功能而被人们所熟知。也因其具有如此重要的作用，而能够在以心脏为中心的整个循环系统中占有一席之地。向全身输送血液的中心器官是心脏，但是肾脏至少是这种功能的有力支撑。顺便交待一下，作为肾脏研究者团队的日本肾脏学会，于1959年从日本循环器学会独立出来。美国肾脏学会也在稍晚一些时日，从美国心脏学会分离。

肾脏总是如此低调地追随着心脏。不过在此后的研究中，也发现了若干能够表明肾脏重要性的证据。在日本，由于摄入过量食盐（氯化钠）而引发的高血压，其发病原因就是肾脏中食盐的排泄功能出现了问题，这一点已经得到了证明。另外，人体内的造血激素（红细胞生成素），从出生后就几乎都是由肾脏生成的（胎儿期有一半是由肝脏生成）。可以强化（增强活性）能够调节体内钙吸收的维生素D的作用，这也是肾脏的重要功能。这些维持人类生存下去的根本性功能，原来都是看似无关的肾脏在发挥着作用，这也是最近才被人们所认识的。

肾脏是全身内脏器官中，每单位重量（1克）血流最多的器官（包含组织在内的话，甲状腺第一，肾脏第二）。大脑和肝脏是血流量很大的器官，但是由于其重量也大，所以相当于每1克重量的血流还是要比肾脏少。这种情况，实际上与造血激素是由肾脏生成而密切相关的。所以很显然，肾脏在众多内脏器官中是相当重要的。

肾脏的功能降低，也可能同心脏病和血管障碍有关，这一点是近期才被证实的。体内摄入较多的食盐后，就会助长血液中含有的一种叫做醛固酮的激素发挥副作用，而这种作用与心脏肥大和动脉硬化关系密切。体内食盐蓄积，或者摄入量较大，就会引起肾脏对食盐的排泄能力降低。

哪怕摄入量并不算多，而如果由于肾脏功能恶化而导致食盐排泄能力降低，食盐也会在体内蓄积。这种食盐的蓄积如同此后所描述的那样，伴随着因慢性肾脏病

序言：心肾至要

而引起的肾脏功能低下，可能还会极大地增加脑卒中和心肌梗死的发病几率。

另外，肾脏功能和心脏功能是彼此相互影响的。当体内循环的血液量减少而血压降低时，交感神经原就会紧张起来，收缩末梢血管以防止血压降低，肾素、血管紧张素、醛固酮类的激素系统就会发生作用。随着血管紧张素Ⅱ这种强效血管收缩激素的作用，醛固酮这种副肾激素就会增加，继而作用于肾脏的泌尿小管，把尿中的钠重新吸收到体内，从而发挥增加血液量的作用。相反，在血液量增加的情况下，血压上升，钠在尿中的排泄增加（升压利尿）。同时，由于对心脏负担的刺激，会从心脏中分泌利钠肽激素，这种激素作用于肾脏，增加钠向尿中的排泄能力，进而朝着减少血液量方向运动。

心脏与肾脏的相互关系还体现在疾病中。病情恶化和改善时，都会相互影响，共同进入良性抑或恶性循环，同进同退。当心脏功能不好时，被送往全身的血液量(心排出量)减少，这样被送往肾脏的血液量（肾血流量）也随之减少，其结果是尿的滤出量（肾小球过滤量）减少。也就是说，心脏功能低下的话，肾脏功能也会降低。

肾脏功能不好，肾小球过滤量减少，体内就会蓄积食盐和水，导致体液量增加。体液增加，就会提高循环血液量，从而增加心脏负担（前负荷），同时由于血压上升又会进一步增加心脏负担（后负荷）。这些作用的结果，会使心脏的功能受到阻碍，还可能陷入心脏衰竭的状态。

本书是慢性肾脏病的概略、治疗及其饮食疗法的解说书。诸如慢性肾脏病患者，不仅会朝着肾衰竭方向发展，而且其患心脏病的风险也很高，并且其风险会超过代谢症候群（代谢综合征）；糖尿病和高血压治疗中的患者也有必要进行蛋白尿与肾功能的检查等，这些都是我们将进行解说的内容。由于《肾脏病的治疗与食疗》一书，承蒙大家厚爱8年来一直倍受好评，所以本书中与之重合的部分，将几乎不进行修订。只是关于肾功能的数值和饮食的热量、蛋白质量、盐等，都是以最新的学会指导标准和研究论文为基础，进行了适当的修改与增添，所以与前作相比多少存在些许差异。这一点恳请大家知晓。

目录 ∎

本书中能量1千卡=4.184千焦

第 **1** 章 ....

肾脏的
构造与功能

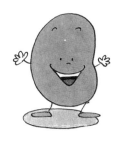

　　肾脏的形状和蚕豆一样，大小如拳，重约不足150克。而如此之小的脏器，每1分钟却有800毫升的血液流过，这相当于每1分钟从心脏排出的血流量（心排出量）的1/4到1/5。

　　肾脏的功能，是把体内生成的废弃物排出体外，维持细胞外液（位于血液和细胞间隙的体液）的量与组成，也就是说维持身体的内部循环。

肾脏的构造

肾脏形如蚕豆　大小如握拳
左右各一　重不足150克

① 肾脏的位置、形状、大小
隐藏在腹腔的腹后壁

　　肾脏处于5个腰椎（腰部分的脊椎）正中间第3腰椎附近的高度，隐藏在腹腔（容纳肠胃和肝脏的腹部空间）后背中间的腹壁（腹后壁）上（图1）。形状和蚕豆差不多，大小如同拳头，重约不足150克。而如此之小的脏器，每1分钟却有800毫升的血液流过，这相当于每1分钟从心脏排出的血流量（心排出量）的1/4到1/5。所以从重量与血流量的比来看，肾脏比心脏、肝脏和大脑的血流量都多得多。如此之多的血流量，与我们在后面要谈到的肾脏功能有关，同时也是彰显肾脏重要性的有力证据。由肾脏生成的尿液，通过叫做输尿管的管道，储存在膀胱中（图2）。当尿液储存到一定量时，膀胱壁就会受到压迫，从而产生便意。

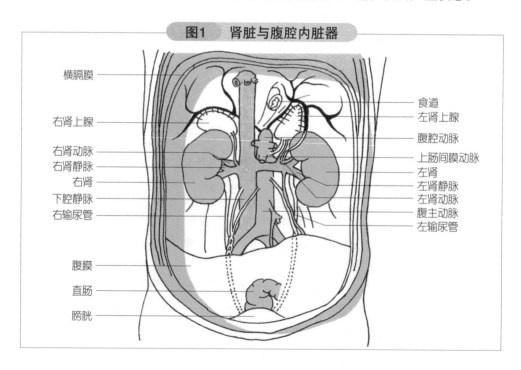

图1　肾脏与腹腔内脏器

横膈膜

右肾上腺

右肾动脉
右肾静脉
右肾
下腔静脉
右输尿管

腹膜

直肠

膀胱

食道
左肾上腺

腹腔动脉
上肠间膜动脉
左肾
左肾静脉
左肾动脉
腹主动脉
左输尿管

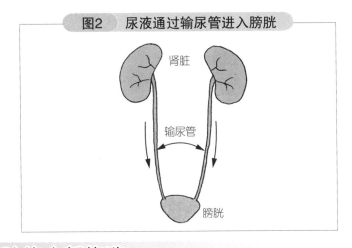

图2　尿液通过输尿管进入膀胱

肾脏

输尿管

膀胱

② 肾脏的内部构造
由100万个肾单位（肾小球和泌尿小管）构成

　　单个肾拥有100万个构造单位。这种构造单位被称之为肾单位。而肾单位进一步可以分为肾小球和泌尿小管两个部分（图3）。在肾小球中，血液中的水分得到过滤，而被过滤出来的水形成尿液（原尿）。原尿在流过泌尿小管时，一些必要的成分（钠和葡萄糖等）和水分会被再次吸收到体内（参照下一节）。最后尿液作为水分被浓缩到50~300倍后，形成最终尿液。这种最终尿液会被暂时储存在肾脏中的肾盂内，然后通过输尿管排入膀胱（图4）。

图3　肾单位由肾小球和泌尿小管构成

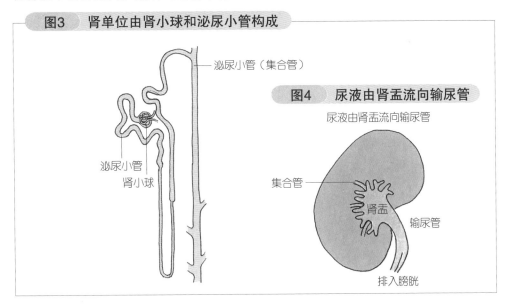

泌尿小管（集合管）

泌尿小管
肾小球

图4　尿液由肾盂流向输尿管

尿液由肾盂流向输尿管

集合管
肾盂
输尿管

排入膀胱

肾脏的主要功能

维持身体内部环境——排泄废弃物和维持细胞外液平衡

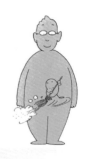

肾脏的功能用一句话来概括，就是维持身体的内部环境。其重要的作用就是把体内生成的废弃物排出体外、维持细胞外液（位于血液和细胞间隙中的体液）的量与组成。

1 排泄废弃物

把含氮化合物和含硫的酸排泄到尿液中

肾脏的功能之一就是把体内生成的废弃物排泄到尿液中去。人只要活着，其体内的细胞就会进行各种各样生命本源的生化反应。通过这些反应，生成体内的成分，以及制造出生命活动所必需的能量。

而原料就是摄取的食物和水分，在肠胃中被消化吸收。在食物的成分中，碳水化合物和脂肪，几乎都会作为能量的来源而被燃烧掉。燃烧的"灰烬"是水和二氧化碳，几乎不生成废弃物。

而蛋白质就不同了，由于蛋白质含有氮和硫磺成分，所以当蛋白质在体内消耗后，这些成分就会作为废弃物而残留下来。另外，老化的细胞被破坏，形成新的细胞，而从那些被破坏的细胞成分中也会产生废弃物。废弃物的主要成分是氮化合物和硫磺酸，而肾脏会把这些废弃物排泄到尿液中去（图5）。

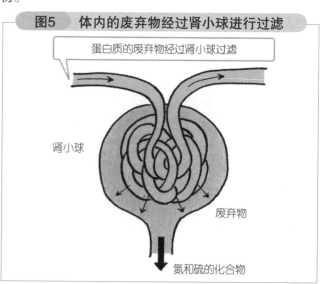

图5　体内的废弃物经过肾小球进行过滤

蛋白质的废弃物经过肾小球过滤

肾小球

废弃物

氮和硫的化合物

血液中的废弃物，连同血液中的水分一起，被叫做肾小球的毛细血管过滤后，排泄到原尿中去。而血液中的细胞成分（红细胞和白细胞）则不被过滤。溶解在血液中的蛋白质有极少一部分会被过滤掉。这样在肾小球中所进行的，就是起到只过滤水分的过滤功能（图6）。患上肾脏病后，肾小球的过滤功能受到破坏，细胞成分和蛋白质就会大量流失。

原尿不断地流过泌尿小管，在此期间，原尿中一些必要的成分，会通过泌尿小管的细胞而被再次吸收到体内（称之为"再吸收"）。

图6　肾小球的过滤功能

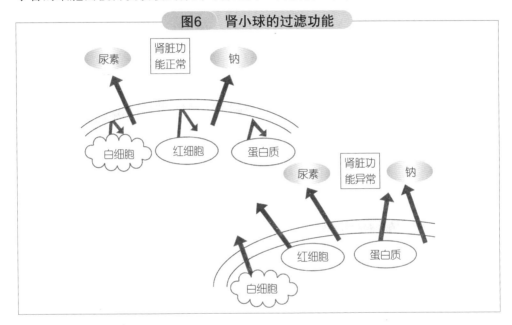

② 调节水分和盐（电解质）
即使摄入量不同也能通过传感器所发出的指令调节水分与渗透压

血液中的液体成分叫做血浆，而填充细胞与细胞之间间隙的水分叫做间质液。两者合在一起称之为细胞外液。肾脏则负责把这种细胞外液的量与盐（电解质）的浓度维持在一定水平。

在细胞外液中所含有的电解质有钠、钾、钙、镁等阳离子和氯、重碳酸盐、磷酸等阴离子，此外还有微量的氢离子。

我们生活中，每日摄入的水分和食盐（氯化钠）的量都是不同的。有时去啤酒城喝上2大扎啤酒，这样一天水分的摄入量可以达到3升，也有时没有食欲，一天都不吃不喝。这一天吃了食盐较多的饭菜，而另一天又吃了食盐较少的饭菜。

即便像这样每天的水分和食盐摄入量都变动很大，而体内的水分量和血液中钠的浓度却几乎没有什么变化。这就是因为在体内有感知血浆量和电解质整体浓度（渗透压）的传感器的存在，依照这些传感器的指令，肾脏再对水分量和渗透压进行调节（图7）。

图7　把水分与盐维持在一定水平

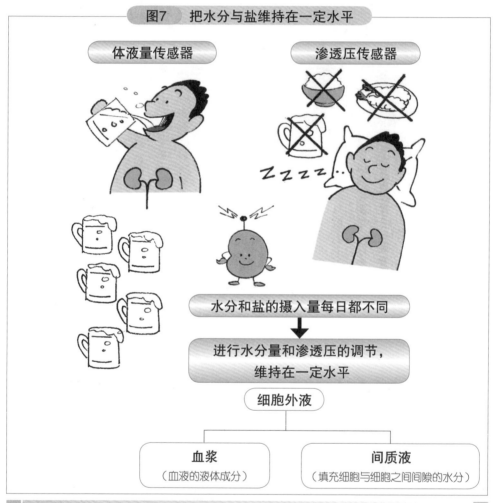

体液量传感器

渗透压传感器

水分和盐的摄入量每日都不同

进行水分量和渗透压的调节，维持在一定水平

细胞外液

血浆
（血液的液体成分）

间质液
（填充细胞与细胞之间间隙的水分）

③ 保持血液的弱碱性
把尿液中的重碳酸盐离子重新吸收进血液中以调节酸碱度

　　作为生命活动之源，在细胞内所进行的生化反应大多数都是酶的反应。为了让这些酶的反应顺利进行，作为细胞外部环境的细胞外液（血液）的pH，需要保持pH为7.4的弱碱性。而为了保持血液的pH处于一定水平，有多种多样的机制在

运作着。在血液和骨骼中具有缓解pH变化的多个体系，而其中发挥最重要作用的是血液中的重碳酸盐体系，以及能够顺利地对其进行调节的肺和肾脏（图8）。肺部，可以通过呼吸排泄出二氧化碳。而肾脏，可以把酸排泄到尿液中，与此同时还可以把从尿中过滤得到的重碳酸盐离子，吸收到血液中去。

当肺和肾脏受到疾病侵袭时，血液就会偏酸性（酸毒症），或者过于偏向碱性（碱毒症）。酸毒症严重时，细胞所有的活动都会受到限制甚至死亡。碱毒症严重时，肢体麻痹、肌肉不能动弹、心悸剧烈、感受到一种死亡的恐惧。年轻女性多发的过度换气症候群这种疾病就属于这种状态，由于过度呼吸而导致碱毒症，血液中的钙离子降低而引发暂时性症状。大部分患者会用救护车送到医院处理，其实就算不去处理，大约过30分钟到1小时左右也会自然好转，所以在距离医院较远时，往往被送达医院时大多数人已经痊愈，这真是一种不可思议的病症。

图8　保持血液的弱碱性

$$H_2O + CO_2 = H_2CO_3 = H^+ + HCO_3^-$$

（从肺部排出）　　　　　　　　　　（在肾脏被再吸收）

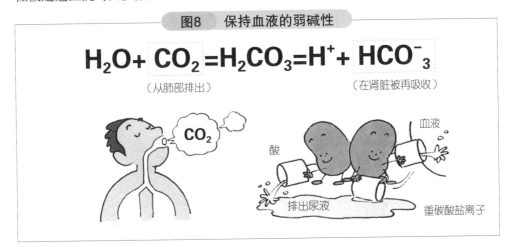

调节血压
④ 能够生成具有降低血压作用的局部激素以降低血压

肾脏通过调节细胞外液的量，进而与血压调节有关。一般情况下仅仅被诊断为高血压的疾病，其病因还不明确，所以医学上称之为原发性高血压。而其起因就是肾脏对细胞外液量的调节功能不畅，导致水分在体内蓄积，这一点是已经得到认可的。

此外，肾脏还能生成调节升压激素（血管紧张素）的酶（肾素）。由于流向肾脏的血液减少以及这种酶的增加，导致血压升高，以增加肾脏的血液流量（图9）。同时，当血压异常升高时，肾脏生成具有降压作用的局部激素（前列腺

17

素），用以降低血压。

当患上肾脏病时，这种血压的调节作用受到干扰，血压就容易升高。

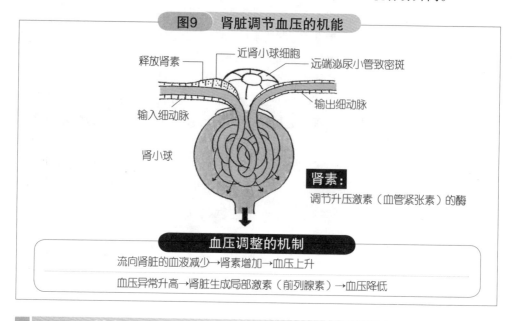

图9　肾脏调节血压的机能

释放肾素　　近肾小球细胞　　远端泌尿小管致密斑

输入细动脉　　　　　　输出细动脉

肾小球

肾素：

调节升压激素（血管紧张素）的酶

血压调整的机制

流向肾脏的血液减少→肾素增加→血压上升

血压异常升高→肾脏生成局部激素（前列腺素）→血压降低

5 调节红细胞的生成
生成造血激素以增加由骨髓制造的红细胞

当贫血时，在肾脏中会生成一种叫做红细胞生成素的造血激素，增加由骨髓制造的红细胞（图10）。表面上与贫血没有任何关系的肾脏，其实与这种激素的生成密切相关。因为红细胞的功能就是输送酶，而当红细胞减少导致贫血时，这些酶就不能充分送达。如同前面所描述的那样，肾脏是单位重量血流量最多的内脏器官，因此首先会受到显著影响。因此肾脏对贫血的感受性最高，所以由肾脏生成造血激素的理由，也便不言而喻了。

当患上肾脏受到严重破坏，肾脏功能不全这种疾病时，由肾脏生成的红细胞生成素就会减少，从而引发贫血。这种类型的贫血是由于肾脏功能恶化而引发的，所以称之为"肾性贫血"。

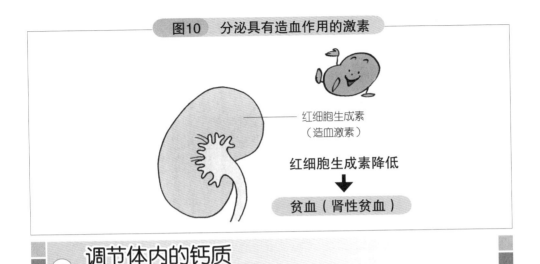

图10　分泌具有造血作用的激素

红细胞生成素
（造血激素）

红细胞生成素降低
↓
贫血（肾性贫血）

⑥ 调节体内的钙质
增加钙的吸收　强化维生素D的功能

人体内99%的钙储存在骨骼和牙齿中，只有不足0.1%的量溶解在血液中。当血液中的钙浓度下降时，就会立即从骨骼中释放出钙，以维持血液中正常的钙浓度。这种情况长期持续下去的话，骨骼就会逐渐变得疏松起来。为此，当血液中的钙浓度下降时，就有必要从体外增加钙的摄取。而发挥这种功能的就是维生素D（图11）。

维生素D虽然被冠以维生素的名衔，但是今天却被认为是激素的一种。而能够强化维生素D功能的就是肾脏。功能变强的维生素D被称为活性化维生素D，通过它的作用，可以增加由肠道吸收的钙。

过去在小学校中让学生服用的鱼肝油，就因为富含这种维生素D，而能够发挥给身体补充钙的作用。

由于骨骼老化而变脆的骨质疏松症，是一种非常有名的疾病。在对这种疾病的治疗中，也会使用活性化维生素D，但是如果不在医生

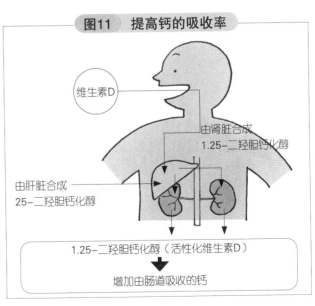

图11　提高钙的吸收率

维生素D

由肾脏合成
1.25-二羟胆钙化醇

由肝脏合成
25-二羟胆钙化醇

1.25-二羟胆钙化醇（活性化维生素D）
↓
增加由肠道吸收的钙

的正确指导下服用，可能会产生副作用，所以应特别注意。

当体内钙增加但并没有储存到骨骼中时，血液中的钙浓度就会增高，引发在骨骼以外部分蓄积的异位性钙化这种副作用。而肾功能不全时，维生素D的活性化受到阻碍，就会引起骨骼变得疏松的肾性骨症。

⑦ 分解降血糖激素（胰岛素）
大部分无用的胰岛素会被肾脏破坏掉

被吸收到血液中的葡萄糖，在一种叫做胰岛素的激素的作用下，被输送到全身细胞中去并形成能量。糖尿病就是由于这种胰岛素不足，或者其作用受到抑制而引发的一种疾病。胰岛素由胰脏生成，然后分泌到血液中去，而大部分无用的胰岛素却由肾脏来破坏掉（图12）。当肾功能不全这种疾病严重时，肾脏对胰岛素的分解能力就会减弱。

因糖尿病而引发的肾功能不全者，在病情严重时，常常似乎反而会让糖尿病的病情好转起来。这是因为，本来略显不足的胰岛素，现在由于肾脏的分解减弱而导致相对地多少增加了的缘故。

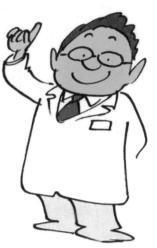

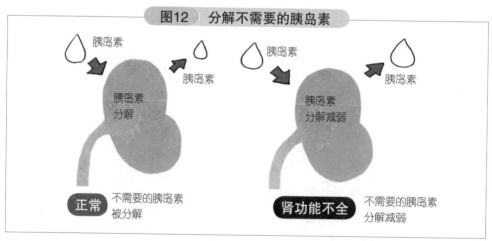

图12　分解不需要的胰岛素

第 **2** 章 ·····························

慢性肾脏病的
种类与症状

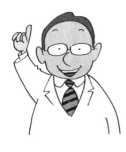

　　肾脏病如果能早期发现、早期治疗的话，肯定是可以得到改善的。因此，为了让更多的医生与国民能够充分认识肾脏病的危害，美国肾脏病协会期望通过"慢性肾脏病（chronic kidney disease；CKD）"一词，来概括性地理解多种肾脏病。

　　与此同时，肾脏病患者的将来，不仅有陷入肾功能不全而需要进行透析和肾脏移植的危险，而且可能还会并发心肌梗死和脑血管障碍（脑出血和脑梗死等），在一定情况下因此而导致死亡的概率也很高，这些研究都已经得到证明。

通过尿检发现慢性肾脏病

第1节

早期发现、早期治疗成为可能
必须进行透析治疗的患者开始减少

不易显现的自觉症状
在尿检中所显示的异常是肾脏病的重要信号

在第1章说明的肾脏的正常功能，由于患病而遇到障碍时，就会出现各种症状。只是由于肾脏本身具有强大的应急功能，在病情没有相当恶化前，是不会出现那种自身可以感知到的症状的（自觉症状）。因此有的患者就容易在病情没有恶化前，一直放任肾脏病的发展。在大约30年前，这样的患者还是占到绝大多数的。其中还有一些由于尿毒症而出现精神症状而被救护车送到医院，通过进行血液检查之后才被诊断为肾功能不全的患者。

从1972年开始在学校体检中逐步加入了尿检，此后在工作单位、地区体检中也开始进行尿检。因此，使得慢性肾脏病中的慢性肾小球肾炎（之后略称为慢性肾炎）的早期诊断、早期治疗开始成为可能。也得益于这些措施的推行，因慢性肾脏病而需要进行透析治疗的患者逐渐高龄化（因为恶化的速度变慢了），从

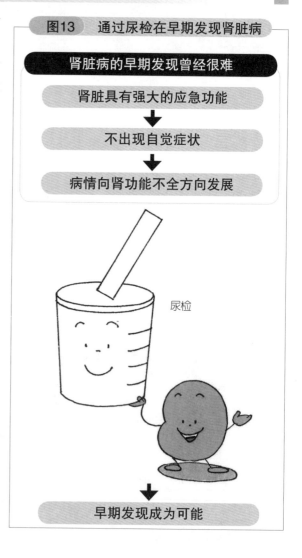

图13　通过尿检在早期发现肾脏病

肾脏病的早期发现曾经很难

肾脏具有强大的应急功能

↓

不出现自觉症状

↓

病情向肾功能不全方向发展

尿检

早期发现成为可能

1997年开始，其实际数量也开始不断地缓慢减少。

　　慢性肾炎之外的慢性肾脏病（糖尿病肾病和高血压型肾脏病等）几乎都有可能通过尿检来发现。在尿检中所显示的异常，是提醒患有肾脏病的重要信号（图13）。

慢性肾脏病为何令人恐惧

第2节　因为不仅仅会向肾功能不全方向发展 而且会成为心血管疾病的危险因子

　　慢性肾脏病之所以让人觉得害怕，首先是因为会向肾功能不全方向发展，以至最终不进行透析治疗或者肾脏移植就无法挽救的地步。最近还明确了一点，慢性肾脏病有并发其他疾病的可能，所以变得更加危险（参照p.25）。不过即使成为肾功能不全患者，只要肾功能还能维持在正常功能1/10的水平，也没有必要进行透析治疗。同时，也不是所有的慢性肾脏病患者都会最终导致肾功能不全。在后面我们还会说明，一般认为慢性肾炎有1~3成、糖尿病有3成左右的患者才会最终发展成为肾功能不全。

　　这个比例有所偏高，是由于统计对象患者的方式不同而导致的数值偏差。虽说都是慢性肾炎，但是如果把症状非常轻的患者也统计在内，那么最终导致肾功能不全的患者的比例就会降低。而如果这个统计不包含轻症患者在内，其比例就升高了。这一点在糖尿病上也一样，3成的数值是非常高的，不过这是基于比较陈旧的资料而得到的数据，其统计对象应该是主要偏向于比较严重的慢性肾脏病患者的。

　　另外，当时的糖尿病治疗时期也比今天要晚得多，所以也会导致数值偏高。

① 美国的研究成果
明确了慢性肾脏病的危险性较之以前更大

　　根据美国2002年一项发病率的调查，估计在约2亿美国国民中，有1 950万人（10.9%）患有不同程度的肾脏病，而其中有830万人（4.6%）存在中等以上程度的肾功能障碍。可以预见中等以上程度肾功能障碍的患者，将来都有很大的可能性需要进行透析治疗或者器官移植。这些人在生命或者生活中肩负着重大风险的同时，还需要支出庞大的医疗费用。而另一方面，研究也表明，如果对肾脏病能够进行早期发现并进行治疗的话，是可以控制其病情发展的。因此，为了能够让肾脏病实现早期发现、早期治疗，期望更多的医生和国民一道，能够充分认识肾脏病的危害，美国肾脏病协会通过"慢性肾脏病（chronic kidney disease；CKD）"一词，来概括性地理解多种肾脏病。

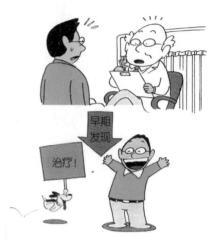

与此同时，很多研究表明，慢性肾脏病患者在将来，不仅有陷入肾功能不全而需要进行透析和器官移植的危险，还可能并发更加严重的心肌梗死和脑血管障碍（脑溢血和脑梗死等），在一定情况下因此而导致死亡的危险性也很高。心肌梗死和脑血管障碍统称为"心血管疾病（cardiovascular disease；CVD）"。2003年美国心脏协会发表了紧急声明"慢性肾脏病是心血管疾病的危险诱因"，并且心脏病医生渴望一般的医生也都能够了解这种危险性。

这是根据以美国私人保险（HMO）加入者为对象，A.S.Go所进行的调查（N.EnGl.J.Med.2004年）等（图14）。在这份调查中，根据测定肾小球过滤速度（eGFR）对病情进行分期，每1 000名患者中，处于1、2期（eGFR60毫升/分以上）的患者因全部原因导致的死亡人数为0.76人，3期早期（eGFR45~59毫升/分）为1.08人，3期晚期（eGFR30~44毫升/分）为4.76人，4期（eGFR15~29毫升/分）为11.76人，5期（eGFR15毫升/分未满）为14.14人，从而明确显示出随着肾功能降

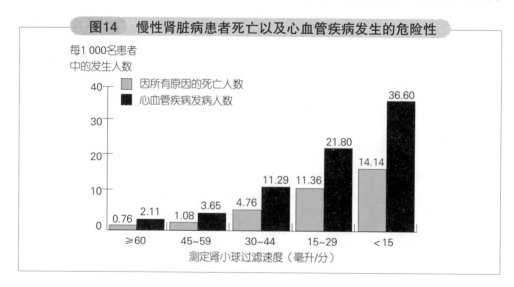

图14　慢性肾脏病患者死亡以及心血管疾病发生的危险性

每1 000名患者中的发生人数

- 因所有原因的死亡人数
- 心血管疾病发病人数

测定肾小球过滤速度（毫升/分）

测定肾小球过滤速度	因所有原因的死亡人数	心血管疾病发病人数
≥60	0.76	2.11
45~59	1.08	3.65
30~44	4.76	11.29
15~29	11.36	21.80
<15	14.14	36.60

低死亡人数急剧增加。心血管疾病的发病人数为每1000名患者，处于1、2期病情的患者中发病人数为2.11人，3期早期为3.65人，3期晚期为11.29人，4期为21.80人，5期为36.60人，这个比例显然更加惊人。

根据D.S.Keith等人进行的其他研究（Arch.intern.Med.2004年）表明，5年内进行透析导入和肾移植的患者，在慢性肾脏病2期中所占的比例为1.1%，3期为1.3%，而在4期患者中的比例却高达19.9%（图15）。死亡的比例则更加惊人，2期为19.5%，3期为24.3%，4期为45.7%。依照这样的结果，至少在美国的慢性肾脏病患者中，能够幸运脱离心血管疾病死亡魔爪的患者们，最终也会到达需要进行透析或肾移植的地步。

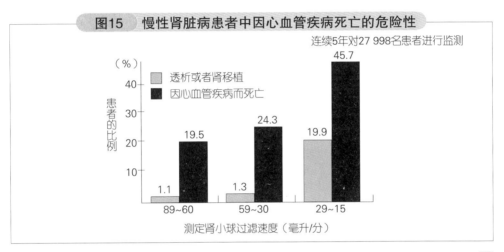

图15　慢性肾脏病患者中因心血管疾病死亡的危险性

连续5年对27 998名患者进行监测

（%）

■ 透析或者肾移植
■ 因心血管疾病而死亡

患者的比例

测定肾小球过滤速度（毫升/分）

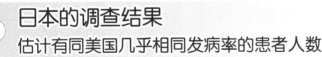

日本的调查结果
估计有同美国几乎相同发病率的患者人数

（2）

即便根据在日本所进行的调查，也和美国一样，慢性肾脏病是一种有着众多国民罹患的国民病。研究已经表明，慢性肾脏病不仅在将来有需要进行透析和肾移植的危险，而且会并发心血管疾病，甚至有相当高的人因此而导致死亡的危险。

日本的透析患者在2007年底约有27万人，但是根据估测，患有中等以上程度肾功能低下的国民数，大约会上升为1 900万人（人口的18.7%）。这个数字已经超越目前日本代表性国民病——糖尿病患者800~1 000万的人数。

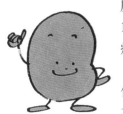

由于日本人和白种人相比，其肾功能的数值有着本来就偏低的可能性，所以把这个考虑在内后再进行矫正的话，日本慢性肾脏病患者数约为420万人（人口的4.1%），其发病

率与美国持平。根据在日本所进行的调查（Fukui T .et al.Hypertens.Res.2003）显示，慢性肾脏病诱发心血管疾病的危险因子，和糖尿病与原有心脏病诱发心血管疾病的危险因子（这些都是有关代谢症候群的危险因子），两者具有相同高度的危险系数（图16）。

在日本，已经由肾脏学会、透析学会主导，成立了日本慢性肾脏病对策协议会，并会同循环器学会、糖尿病学会等部门一道，通过慢性肾脏病早期发现、早期治疗，以减轻该病给国民带来伤害的活动，正如火如荼地展开。

慢性肾脏病就是这样一种发病率较高，同时又会给我们人类带来重大危险性的疾病。但是同时，也是一种可以通过饮食疗法和药物治疗进行有效抑制的疾病。因为治疗进行得越早越有效果，所以在早期发现慢性肾脏病，并进行恰当的治疗是非常重要的。就像下一章中所说的那样，因为一般认为大部分慢性肾脏病是由糖尿病引发的，所以在慢性肾脏病的饮食疗法中，也加入了糖尿病饮食疗法的元素。

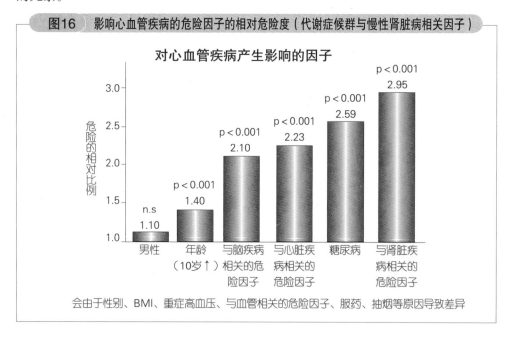

图16　影响心血管疾病的危险因子的相对危险度（代谢症候群与慢性肾脏病相关因子）

肾脏病患者可见的自觉症状

缓慢恶化型肾脏病一旦出现自觉症状病情就已经恶化

急剧恶化型肾脏病（急性肾炎和急性肾功能不全，大部分的肾病综合征：参照第2章第5节）很早就会出现自觉症状。浮肿、红尿（血尿）等都是很容易察觉的症状。急性肾炎和急性肾功能不全尽管症状出现得激烈，但是它们治愈的可能性也大。

而缓慢恶化型肾脏病（慢性肾炎和慢性肾功能不全：参照第2章第5节），则病情不恶化到一定程度是看不到自觉症状的。所以当出现自觉症状时，情况就已经相当严重了，康复的可能性也很小。

慢性肾炎的初始症状，大部分都是通过尿检发现蛋白尿，或者通过显微镜发现血尿，这个时候的血压也可能偏高，但是自身却几乎感觉不到任何不适。尽管如此，在若干年后可能要进行透析治疗的危险却不小。

表1　肾脏病的自觉症状

项目	自觉症状
尿液的症状 局部的症状	红尿、尿液起泡、浮肿（眼皮、阴囊、小腿）
全身的症状	血压上升、夜尿、倦怠、贫血、食欲降低、呼吸困难、意识障碍

27

1 尿液中出现异常成分的症状
尿液中出现红细胞和蛋白质是肾小球异常的证据

　　正常人群中，血细胞成分（红细胞和白细胞）和蛋白质、葡萄糖是不会出现在尿液中的。血细胞成分不会经过正常的肾小球滤过。这是因为正常的肾小球具有不滤过血细胞成分和比白蛋白还大的蛋白质分子的功能。比白蛋白小的蛋白质分子和葡萄糖尽管会受到肾小球的滤过，但是由于这些都是对身体很重要的成分，所以会在泌尿小管中被全部重新吸收回体内，而不会出现在最终的尿液中。

　　因此，当尿液中出现血细胞成分，特别是出现红细胞和蛋白质时，这就成为肾功能不正常，乃至其中肾小球功能不正常的有力证据。虽然这样的比喻不够严谨，不过的确如同对犯罪嫌疑人的罪名确立所进行的调查一样，尽管不知道他是否真的犯罪或者到底谁才是真正的罪犯，但是至少其犯罪的可能性很高，并且我们已经掌握了他与犯罪的直接关联。也就是说，这个时候尽管我们还不能确定究竟是哪一种肾脏病，但是至少患上肾脏病的可能性已经很高了。只是，由于在不生病时，有时也会在尿液中出现蛋白质和红细胞，所以有必要进行进一步的排除（参照p.38表3）。

　　我们把混有红细胞的尿液称之为血尿，但是用肉眼却大多数是无法看到的。一般通过使用尿检试纸来查看潜血反应，或者通过用显微镜进行尿液成分分析的尿沉渣检查来了解。这种情况，称之为显微镜型血尿。而当红细胞的数量变多的时候，即便用肉眼也能看得到了，那么这种情况就称之为肉眼血尿。而其颜色比起鲜红来说，一般淡褐色的居多。但是当红细胞的数量非常之多时，就会呈现暗红色。

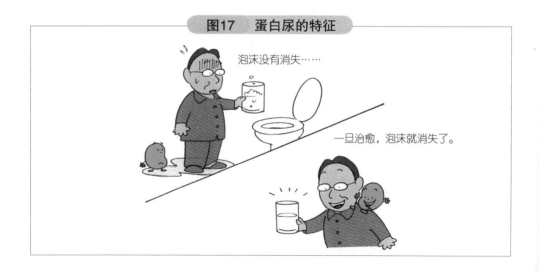

图17　蛋白尿的特征

我们把含有蛋白质的尿液称之为蛋白尿，排尿时产生的泡沫不容易消失就是它的特征（图17）。由于蛋白质进入后，水的表面张力就会增强，所以变得容易起泡。通过治疗而使得蛋白尿消失，尿液就不再容易起泡，因此这种情况是自己完全可以了解的。

② 由于水分在体内蓄积而带来的症状
盐和水分在体内蓄积就会引起血压上升或浮肿

　　患上肾脏病后体内的水分和盐调节功能降低，当再摄入多余的水分和盐时，那么这些盐和水分就会在体内蓄积。因此而引发的症状就是血压升高或浮肿等。尽管这些症状在肾功能正常的情况下也可能出现，但是可以作为病情正趋向恶化的证据。

　　肾脏病浮肿的特征是，容易最先出现在眼皮、面颊、阴囊等皮肤组织比较柔软的部位。当然，在脚和小腿，以及腰部也可能出现浮肿。顺便要说的是，心脏功能较弱时（心力衰竭）的浮肿特征是，容易出现在脚和小腿，而且在傍晚有加重的倾向。

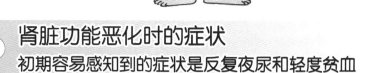

③ 肾脏功能恶化时的症状
初期容易感知到的症状是反复夜尿和轻度贫血

　　肾脏功能恶化时，不仅是水分和盐的调节功能降低，而且其排泄废弃物、调节尿液浓度的能力都会降低。不过就算肾脏功能恶化，但程度较轻的时候，仅凭血液检查是无法得知的（参照p.33）。

　　当肾脏功能恶化时，自己能够感知到的初始症状就是夜晚小便次数增多。这个就被称之为夜尿。不过由于浓缩尿液的能力降低，所以即便是夜里排尿，也是那种比较稀薄的尿液。但是这些症状在前列腺肥大症和心力衰竭患者身上都能看到，所以并不是肾脏病的特有症状。

随后能够发现的症状就是轻度贫血。如同前面所描述的那样，一种叫做红细胞生成素的造血激素是由肾脏生成的。而随着肾脏功能的破坏，就无法生成足量的造血激素了，因此而引起贫血。这个叫做肾性贫血。从事体育运动或者体力劳动的人，会因为贫血而带来呼吸局促、容易疲劳等自觉症状。不过，因为贫血的病情是缓慢发展的，所以在身体习惯了贫血状态，自身也不大运动的人身上，有可能几乎不出现症状。贫血出现的同时，可以感到注意力下降，或者容易烦躁等症状，但是这个似乎也有很多人不会察觉。

当病情进一步发展时，会感到食欲降低，或者进餐时味同嚼蜡。而且饭后会有一种想呕吐的类似肠胃病症状，进而无法进食，甚至吃任何东西都会马上呕吐出来。这些症状都是因为血液中废弃物大量蓄积所引起的尿毒症造成的，与此同时会出现严重浮肿，以及活动的时候呼吸困难等症状。当呼吸非常困难时，把身体放平躺下又会出现咳嗽、喘息样呼吸，乃至陷入只有在床上坐着才能入睡的状态。这就是被称作端坐呼吸的症状。这个时候除了严重高血压、浮肿、脉搏紊乱之外，还会出现意识低下、痉挛、精神异常等症状。

当这些尿毒症的症状出现时，如果不进行透析治疗，甚至会在数天内死去。

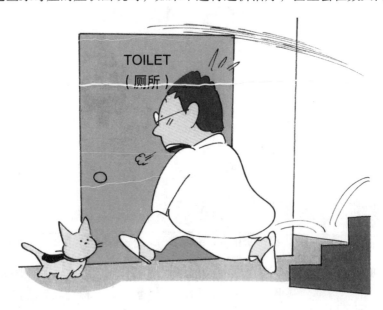

患肾脏病时通过检查可见的异常

第4节

如果进行多次尿检
几乎100%可以发现异常

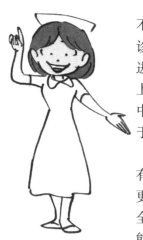

在上一节中我们介绍了，通常情况下，肾脏病的病情不发展到一定程度是不会感到自觉症状的。因此肾脏病的诊断，往往通过检查中出现的异常来下结论。特别是如果进行多次尿检，几乎能够100%发现异常所在，所以在诊断上这是一种特别重要的检查。不过，也不能仅仅依靠尿液中的异常，就确诊为需要进行治疗的肾脏病，也未必就属于将来会严重恶化类的肾脏病。

为了能够在尿检中出现异常时进行正确的诊断，非常有必要听取患者诉说病情，并有必要开始进行血液检查等更细致的检查。有时有很多重要的症状，如慢性肾功能不全患者的夜尿，哪怕是患者自身都不大留意的症状，也可能通过专门的医生得到确认。

① **尿检**
通过蛋白反应和潜血反应大多能发现疾病

在大约30年前，大部分肾脏病患者都是在病情相当恶化，出现自觉症状后才到医院就诊的。在学校、工作单位、社区的健康检查普及的今天，很多场合下都是尿检中的异常成为肾脏病诊断的线索。

肾脏病患者，如果进行多次尿检，几乎所有人都能通过它发现某种异常（图18）。其代表就是蛋白尿和血尿，也就是说分别在尿液中出现蛋白质或者红细胞的状况，并且在肾脏病患者身上，一般可见其中之一或者两者都出现。症状较轻的慢性肾脏病患者，有时通过某一次尿检看不出异常，但是只要进行多次尿检，还是能够在尿液中发现极其微量的红细胞或者蛋白质的。甚至有些类型的肾脏病，有时在通常的尿检中是检测不出蛋白质的，不过如果进行尿液的精密检查，就能够检测出特殊的蛋白质。

一般的尿检作为一种简单的查看肾脏病有无的筛查方式，是通过尿液试纸来检测蛋白反应、潜血反应的。用潜血反应来了解红细胞中的铁的成分。在肾脏病检查中，这两个项目几乎能够检测出绝大多数疾病。

就算在肾脏病以外的疾病检查中，同时进行这些项目的检查也是比较普遍的。糖尿病的葡萄糖、酮体检查，肝脏病的尿胆素原和胆红素检查，尿路感染的白血球检查，了解肾脏功能的尿液酸碱度（pH）、尿比重检查等，不同的医院会选择多种多样不同的检查项目。

作为尿液的精密检查，首先要对尿液中出现的细胞成分、固化蛋白质成分以及结晶成分，通过显微镜进行尿沉渣检查。除此之外，还有能够更加敏锐地检测出尿液中蛋白质的磺基水杨酸法，测定尿液中蛋白质和废弃物、盐（电解质）量的检查，以及确认肾脏和膀胱癌有无的尿细胞诊断等。

为了判定肾脏病的严重程度以及治疗效果，还要收集24小时的全部尿液，以便对其中所含的蛋白质、肌酐、尿素氮、钠、钾进行测定的蓄尿检查。对糖尿病要进行1日的尿糖量检查。这些检查通常是在住院后进行，不过在门诊治疗中也能够进行精密检查。

这些检查还可以被应用于评价饮食疗法是否恰当。近期，也开始通过对夜间一定时间内的蓄尿，或者就诊时的尿检，从尿液中肌酐浓度的比率来大致评价肌酐量的方法，代替使用24小时蓄尿检查。

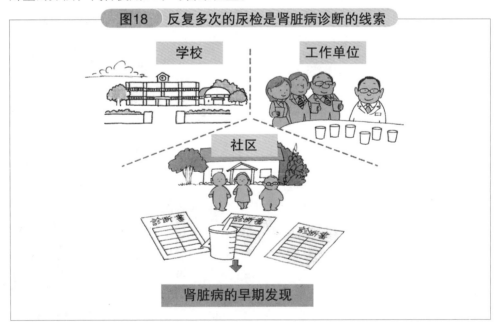

图18　反复多次的尿检是肾脏病诊断的线索

② 血检
检查血液中废弃物残留和盐组成的异常

通过患病经过和症状怀疑是肾脏病时，或者在尿液检查中可见潜血反应和蛋白反应时，需要进行血检。通过血检来了解血液中是否有废弃物蓄积，以及血液中盐的组成是否存在异常。

测定作为血液中废弃物的尿素氮（通常略称为BUN）、肌酐、尿酸等氮化合物。当肾脏对废弃物的排泄能力降低时，这些物质的数值就会偏高，并把这种状态称之为高氮血症（图19）。

肾脏功能恶化时，一般以上3种物质的数值都会偏高，但是由于生成原因不同，所以根据不同疾病种类和状态，也多少存在一定差异。尿素氮来自体内被破坏的蛋白质，因此受到饮食中蛋白质含量的影响，还有就是营养失调和肠胃出血时也会导致这个数值偏高。肌酐是来自肌肉的物质，由于每个人体内每日生成量几乎固定，所以是一种能够容易反映出肾脏废弃物排泄能力的物质，但是同时也会受到体内肌肉含量的影响。尿酸是来自体内被破坏了的细胞核，但是也会受到饮食和饮酒的影响，所以即便肾功能正常，也可能出现高数值。当血液中的尿酸数值偏高时，就有可能引发痛风这种疾病。

一般情况下，血液中的肌酐数值高的话，就可以诊断为肾脏功能低下。不过需要注意的是，肾脏功能不降低到正常值30%~40%的程度时，肌酐的数值是不会

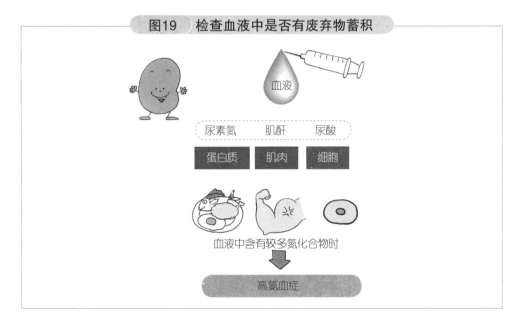

图19　检查血液中是否有废弃物蓄积

血液

尿素氮　肌酐　尿酸

蛋白质　肌肉　细胞

血液中含有较多氮化合物时

↓

高氮血症

偏高的。也就是说，即使肾脏对废弃物的排泄能力降为正常值的一半，单凭血液检查也是无法确诊的。关于这一点，我们在此后还会进行说明。

当肾脏功能恶化时，血液中的钠、钾、钙等盐（电解质）的组成就会出现异常。很多时候会表现出钠和钙的数值偏低，或者钾的数值偏高。患上肾脏泌尿小管受到阻碍型的肾脏病时，即使其对废弃物的排泄能力正常，也会表现出电解质异常或者血液酸性异常的主要特征。

废弃物排泄功能不断低下的肾功能不全这种疾病，随着功能逐渐降低，还会缓慢引起贫血，所以可以通过血球计数发现。这被称作肾性贫血，是由于肾脏生成的造血激素（红细胞生成素）数量逐步减少造成的（前面章节已经进行了相关介绍）。

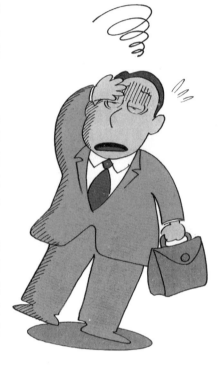

③ 肾功能检查
通过"估测肾小球过滤量"进行肾功能的迅速判断

如同前面所讲的那样，如果肾脏的废弃物排泄能力没有恶化到相当程度，仅凭血检是不能够发现异常的。因此，需要通过尿检和血检两个方面来检查废弃物的排泄能力（肾小球过滤量）。储存24小时或者2小时内的全部尿液，再计算尿液中所有废弃物的总量（浓度乘以尿液量）。然后用血液中废弃物的浓度除以这个总量，就能够得出通过肾小球过滤的血浆水分量。一般情况下都是通过作为废弃物的肌酐进行计算，并把这种方法称之为肌酐清除率（图20）。在日常诊断中，肌酐清除率是一种有效的检查，但是为了结果更加准确，有必要给患者注射菊粉这种药物后，再测定清除率。这种清除率也就是每1分钟经过肾小球所过滤的原尿的量（毫升/分）。

实施这种清除率的检查相当费事。所以作为一种能够对更多患者的肾功能进行迅速诊断的方法，开始逐渐采用血检中肌酐量（Cr）、年龄（Age）和性别进行计算得出的"估测肾小球过滤量"（estimated glomerular filtration rate；eGFR）作为指标进行。

$$eGFR = 194 \times Cr^{-1.094} \times Age^{-0.287}$$

当患者为女性时，用这个数值再乘以0.739。

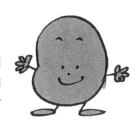

在诊断上，由于有根据年龄、性别和血清肌酐值而制作的eGFR换算表，所以只要测定血清肌酐的值，就可以立即知道eGFR的数值。使用这种估测肾小球过滤量的指标，可以对慢性肾脏病进行病情分类（参照p.37表2）。

在肾功能检查中，除了废弃物的排泄之外，还有其他检查，如增加尿液浓度的能力（尿液浓缩功能）、降低尿液浓度的能力（尿液稀释功能）、向尿液中排泄钠的能力、从尿液中再吸收磷的能力等（图21）。根据不同疾病种类，分别进行不同的检查。还有使用放射性同位素（isotope）的肾功能检查（肾X光照片）。

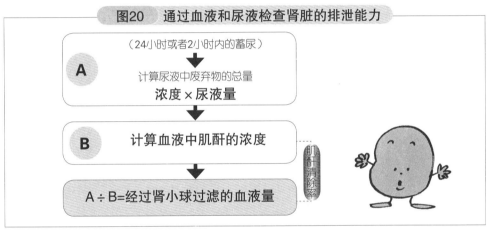

图20　通过血液和尿液检查肾脏的排泄能力

A （24小时或者2小时内的蓄尿）
计算尿液中废弃物的总量
浓度×尿液量

B 计算血液中肌酐的浓度

A÷B=经过肾小球过滤的血液量

肌酐清除率

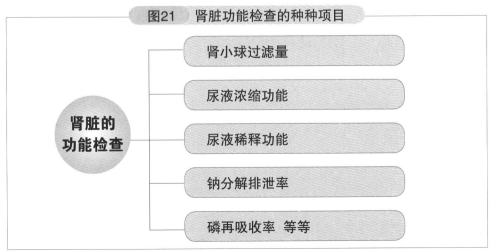

图21　肾脏功能检查的种种项目

肾脏的功能检查

肾小球过滤量

尿液浓缩功能

尿液稀释功能

钠分解排泄率

磷再吸收率　等等

④ 影像检查
特别是在诊断肾肿瘤、肾结石、肾积水上威力巨大

为了找出肾脏大小与形状上的异常，需要进行影像检查。

影像检查包括一般的X光照相和使用造影剂的X光照相、电脑断层扫描（CT）、超声波回声检查（图22）、使用同位素（isotope）的影像检查（肾扫描图）等。影像检查，在像肾肿瘤和肾结石、肾积水等泌尿系统方面引发的肾脏病诊断上，发挥着重要作用。除此之外，在发展中的慢性肾炎和慢性肾功能的检查上，也能够探出其特征性病状。另外，肾动脉的影像检查，还能帮助对肾脏肿瘤和肾血管性高血压症患者的诊断。

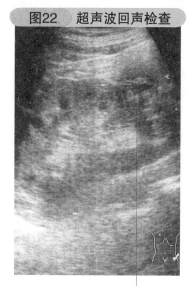

图22　超声波回声检查

肾癌

⑤ 肾活检
检查肾脏内部的构造正遭受何种形式的侵害

肾炎和肾病综合征（参照下一节）患者，为了确诊肾脏病和病情，确定病情程度和治疗方针以及预测今后的病情进展情况，就需要进行能够看到肾脏病理组织的活检（图23）。有趴在病床上进行局部麻醉后，采用在后背中间针刺进行经皮穿刺组织检查，以及全身麻醉或者腰椎麻醉后，从腰的侧面通过手术进行的切片检查。

对肾脏内部的构造正遭受何种形式的侵害的检查，在疾病确诊和确定治疗方针方面是极为重要的。但是由于这是一种带有一定危险性的检查，所以只有当检查的意义远大于所存在的危险时，才会进行这样的检查。

图23　通过肾活检看到的肾脏内部

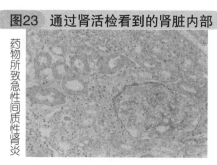

药物所致急性间质性肾炎

第5节

主要的慢性肾脏病
当肾脏障碍持续超过3个月时
即认定为慢性肾脏病

早期发现的方法
通过尿检查蛋白尿 通过血检查肌酐值

慢性肾脏病，是所有病情缓慢发展的肾脏病的总称。其定义的原则是肾脏障碍持续3个月以上，并且肾脏障碍表现为：（1）蛋白尿和血尿，或者肾脏的形态异常（先天异常或多发性肾囊肿），或者（2）可以认定为肾脏功能障碍。肾功能障碍是通过肾小球过滤量（glomerular filtration rate;GFR）来进行评定的。慢性肾脏病的对策，不仅是美国和日本，即使是在发展中国家，一些重要的问题也都是与世界卫生组织（World Health Organization，WHO）保持一致的。所以统一采用以下方法来进行肾脏病的早期发现，就是通过尿检中的蛋白尿检查和血检中肌酐值的检查，来推定肾小球的过滤量（eGFR，参照p.35）。

根据eGFR的值，慢性肾脏病被分为5个阶段（表2）。

1期 eGFR处于正常范围的90毫升/分以上

2期 eGFR处于轻度低下的89毫升/分以下60毫升/分以上

3期 eGFR处于中度低下的59毫升/分以下30毫升/分以上

4期 eGFR处于高度低下的29毫升/分以下15毫升/分以上

5期 eGFR处于需要进行透析或者肾移植的晚期肾功能不全的不足15毫升/分

表2 慢性肾脏病（CKD）的阶段分类

病情阶段	病情说明	根据病情分类的eGFR mL/min/1.73m^2
	高危人群	≥90（处于具有CDK风险因素的状态）
1	存在肾脏障碍，但是eGFR尚处于正常或者亢奋状态	≥90
2	存在肾脏障碍，eGFR轻度低下	60~89
3	eGFR中度低下	30~59
4	eGFR高度低下	15~29
5	肾功能不全	<15

~引自2007年CKD诊疗指导~

1期患者，即使肾功能正常，也都带有蛋白尿和血尿，或者形态异常等症状。就像在第2章第2节（p.24~25）中描述的那样，当病情进入第3期后，将来导致肾功能不全或者心血管疾病的风险就会增高，特别是到达4期后风险非常之高。

慢性肾脏病具体来看，存在多种疾病原因。

只是大胆点来说的话，针对的重点对象是糖尿病肾病、慢性肾小球肾炎、高血压型肾脏病（良性肾硬化）。在美国等国家，各种感染症也作为肾脏病的病因受到重视，但是意外的是这种对策即便是从临床医学角度来看，其重点仍然是在于公众卫生与预防。在本书中我们会谈到，作为透析患者致病因的疾病是很多的，但是我们主要还是就上面刚刚提到的三种疾病为中心进行解说。

肾脏病中，除了需要进行内科处理的疾病外，还有归于泌尿科处理的肾肿瘤、肾结石、肾积水等疾病。我们上面也说过，几乎所有的肾脏病，都能够在尿液中发现某种异常。

但是，即使尿液中出现蛋白质和红细胞，有些情况也不是肾脏病（表3）。在运动后或发烧时，即使是健康的人也会出现蛋白尿，这个称之为生理性蛋白尿。起立性蛋白尿的特征是，当身体处于站立状态时尿液中有蛋白质排出，但是当身体躺下时又没有蛋白质排出（图24）。起立性蛋白尿如果起床后立即采集尿液，是检查不出蛋白尿的，而到医院后采集的尿液，就可以检查出蛋白尿。

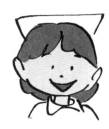

良性反复性血尿和特发性肾出血，是对有血尿的患者，当即使通过肾活检也无法找到肾脏异常的时候，冠以的疾病名称。这样的状态，以当时的诊断来看，不属于需要治疗的肾脏病，但是又无法100%排除不是症状极轻的慢性肾炎的可能，所以重要的是每年1次或者几年1次不断重复地进行尿检，来观察其进展情况。

图24　生理性蛋白尿、起立性蛋白尿

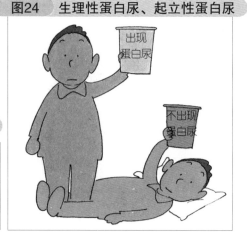

表3　不能诊断为肾脏病的尿液异常

状态名称	特征
生理性蛋白尿	仅见于发烧时或运动后
起立性蛋白尿	仅见于身体处于起立状态时
良性反复性血尿、特发性肾出血	在检查时无法确定疾病种类

慢性肾炎（慢性肾小球肾炎）

① 【疾病概要】没有初期症状，但是尿液异常可持续1年以上

慢性肾炎正确地说应该叫做慢性肾小球肾炎，但是和后面要谈到的急性肾炎所表现出激烈而明显的症状相比，可以看到缓慢发展的过程，其特征就是初期几乎没有症状出现（图25）。在慢性肾炎的定义上，有持续1年以上的尿液可见异常这一项目，它不仅包含持续的可见异常，也包含1年内断断续续的可见异常。也就是说，在多次进行的尿检中，有时可见异常，这样的状态持续1年以上，也可以怀疑为慢性肾炎。

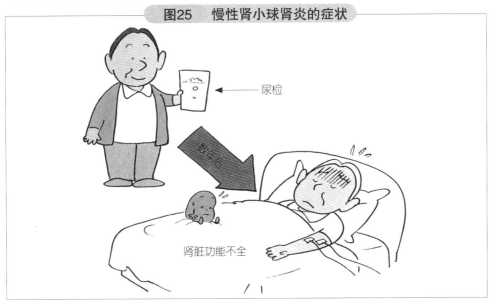

图25　慢性肾小球肾炎的症状

尿检

数年后

肾脏功能不全

慢性肾炎之所以让人感到恐惧，用一句话来说，其实就是因为将来会进一步发展为慢性肾功能不全（参照p.47），而需要进行透析治疗。不过尽管患上慢性肾炎，如果病情发展极其缓慢，或者治疗取得效果使得进展变慢时，这些情况下都没有必要过于害怕。而且慢性肾炎患者，患上心血管疾病的风险并没有糖尿病肾病和肾硬化症那么高。

在30年前，几乎所有患者都是直到病情已经相当恶化，并出现多种症状后才开始入院治疗的。而由于当时也缺乏有效的治疗方式，所以当被诊断为慢性肾炎后的1年乃至数年间，就会陷入晚期肾功能不全的状态，而不得不进行透析治疗的患者大有人在。甚至其中也不乏入院接受治疗时，已经面临马上就需要进行透析治疗的患者。

在日本为了实现慢性肾病的早期发现，从1972年开始首先在学校，然后逐步扩大到工作单位、社区等范围，在体检时进行尿检。在尿检中发现蛋白尿或者血尿时，再进行第二次检查。在两次检查后被判断为存在肾脏病高可能性时，会建议到医院进行第三次尿检，以此来确定对肾脏病的诊断。

日本慢性肾炎中有6成左右属于IgA肾病类型（图26）。这种疾病的特征是，通过肾活检可以获知，在肾小球中有免疫球蛋白A（把这个略称为IgA）的沉着。一般认为在IgA肾病患者中，有1~3成的比例在不久的将来，会发展成为肾功能不全，进而需要进行透析治疗。这种统计的跨度之所以会如此之大，主要是因为当统计调查的对象包含轻症患者时比例就较低，而当统计调查的对象不包含轻症患者时，其比例就会变高。另外，IgA肾病发展非常缓慢的例子也有很多，甚至有的经过20多年的病情恶化才最终导致肾功能不全。因此，跟踪调查时间较短的情况下，也有可能导致这个比例偏低。

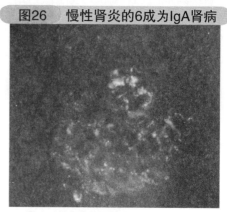

图26　慢性肾炎的6成为IgA肾病

IgA肾病（荧光抗体法标本）
可以明显看到肾小球内的IgA沉着（白色部分）
（中野综合医院提供）

【疾病的原因】因对抗原的免疫反应而引发炎症

和在后面要解说的急性肾炎一样，对从体外侵入的某种抗原产生免疫反应，导致的结果是在肾脏的肾小球内引发炎症。但是和急性肾炎不同的一点是，炎症并不激烈，而是缓慢发展的慢性炎症。这种抗原究竟是一种什么样的物质，目前还没有得到明确。作为免疫反应的表现，通过肾活检进行检查时，可以看到免疫复合体、免疫球蛋白、补体等成分在肾小球内沉着。另外一点和急性肾炎的不同，一般认为是从体外而来的抗原会反复侵入。

【治疗和过程】在健康检查中发现异常 通过定期检查观察过程

近来慢性肾炎发现的典型过程如下：在健康检查中，发现血尿和蛋白尿，经过两次检查后建议到医院进行进一步诊断。而此时，几乎所有的患者都没有自觉症状，即使接受检查，也看不到高血压和浮肿等异常。我们把这种偶尔（用英语说就是：by chance）才能检查出的蛋白尿和血尿，称之为偶然蛋白尿（chance proteinuria）和偶然血尿（chance hematuria）。发现疾病的可能性，对患者来说是一种苦痛（pinch）。虽然在尿检中血尿和蛋白尿的程度很轻，甚至大多数人肾功能检查也很正常，但是这样的患者通常还是需要在门诊时，进行定期检查以观察病情发展过程。之所以名之为慢性，其条件就是异常情况持续1年以上。

作为治疗的方式之一，需要指导患者减少饮食中的盐和蛋白质的量，控制激烈的运动防止过度疲劳。过程观察，一般在开始时大约3个月一次，如果情况较好，可以逐渐延长观察的间隔时间。一旦情况恶化时，就要进行肾活检，然后根据检查结果确定治疗方式。

初次检查中（初诊时），当血压偏高或者尿液中蛋白质含量较多时，就可以怀疑是否为病情进展中的类型。同时，也有在检查时肾功能已经低下的情况。这种情况下，还有的患者在尿液中发现异常后不出1年，就无需经过门诊的过程观察，而直接进行包括肾活检在内的精密检查。根据肾活检的结果，就需要按照计划进行严格的饮食疗法的指导、配合病情的生活指导、药物治疗等。药物中，有肾上腺皮质甾体类药剂、抗血小板药、抗凝血药、血管紧张素转换酶（ACE）抑制药、血管紧张素受体拮抗药（ARB）、口服活性炭等，根据不同病情进行选择使用。

至于慢性肾炎在将来会不会发展成为肾功能不全，这一点通过几次诊断是无法明确判断的。因此一般都是在几个月乃至几年的门诊中，观察病情后进行精密检查。至于在什么时候进行包括肾活检在内的精密检查，不同的肾脏专科医师，时间上会多少有些不同。同时，还会考虑到患者的社会情况等方面再进行检查。比如，考虑到患者的工作和升学等，尽可能选择在患者能够取得假期的时候，或者临近结婚为了判断将来能否生育的时期进行等。

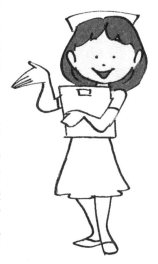

慢性肾炎患者为女性时，怀孕可能引起肾脏病恶化。不过现在，当女性慢性肾炎患者的病情稳定时，也可以怀孕、生产。大约在20年前，如果在怀孕时的尿检中发现蛋白尿，很多时候都是为了考虑到母体安全而进行人工中止妊娠的。现在，在具备妊娠基准条件时，可以妊娠，因此就要基于这个条件来判断是否具备妊娠的可能。

② 糖尿病肾病

糖尿病分为年龄较小（很多为幼儿）时急性发病的Ⅰ型糖尿病和中年以后大多以缓慢发病为特征的Ⅱ型糖尿病（图27）。在此我们要解说的是，与占有糖尿病大半比例的Ⅱ型糖尿病并发的糖尿病肾病。同时，当糖尿病患者出现肾脏病征兆时，几乎都是糖尿病肾病，不过有时也会并发其他肾脏病。而这种情况下的治疗与过程，和糖尿病肾病是不同的。

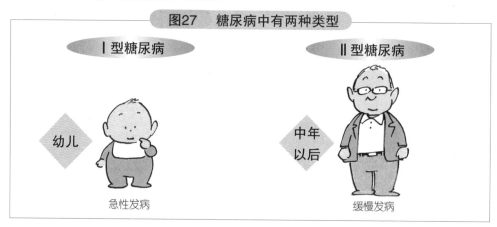

图27　糖尿病中有两种类型

Ⅰ型糖尿病　　　　　　　　　Ⅱ型糖尿病

幼儿　　　　　　　　　　中年以后

急性发病　　　　　　　　　缓慢发病

【疾病概要】发病初期没有自觉症状　只是出现蛋白尿

糖尿病肾病，大多数是在糖尿病发病之后平均10年左右的时期开始并发的一种肾脏病。和慢性肾炎一样，在发病初期很少出现自觉症状，一般以出现蛋白尿为特征，不过多并发在有高血压的糖尿病患者身上。肾功能缓慢恶化后，逐步发展至肾功能不全状态。持续出现蛋白尿之后，大约平均经过5年会发展成为需要进行透析治疗的尿毒症（图28）。在很多并发肾病的情况下，蛋白尿量多都是比较明显的特征。

【疾病的原因】由于微血管受到侵害进而引起肾小球障碍

由于糖尿病而导致极为细密的血管受到阻碍，其结果是导致肾脏的肾小球也受到侵害，进而引起肾脏病。这种状态被称作糖尿病性微血管障碍，而一般认为它就是导致视网膜受到侵害的糖尿病性视网膜症，以及神经受到侵害的糖尿病性末梢神经障碍的共同致病原因。因为高血压和动脉硬化而导致的肾脏动脉遭受侵害的肾硬化病，一般认为多少也受到这种微血管障碍的因素影响，但是区别起来却相当困难。糖尿病的治疗不彻底，血糖控制不够理想的患者比较容易并发这种疾病，不过也有不少是例外。

近期有报告显示，在糖尿病的发病初期，通过非常严格的血糖控制，几乎能够预防糖尿病性微血管障碍的并发。不仅患者本人，与患者存在血缘关系的高血压患者也容易并发微血管障碍，然而通过某种降压药可以进行预防和治疗。从这两点来看，可以明确肾小球中的血压高也是导致其发病的原因。

■【治疗和过程】减少饮食中的盐和蛋白质的量以防病情恶化 ■

在糖尿病的治疗过程中，通过尿检发现微量的蛋白尿（称作微量蛋白尿），是糖尿病肾病的开端（图28）。微量蛋白尿在普通尿检中不能发现，所以需要进行专门的尿检。已经探明这是由于肾脏的肾小球内部血压升高而引起这种微量蛋白尿的，不过饮食中的食盐和蛋白质过剩也被认为是其诱因之一。因此，在糖尿病肾病发病时，除了饮食中的盐之外，蛋白质的量也要减少，这已经成为一种防止肾病恶化的有效方法。糖尿病的饮食疗法本来就是要降低糖类的摄入，所以容易形成高蛋白饮食，而血压不高的患者，也没有接受限制盐摄入的指导吧。随着肾病的发生，有必要把饮食从糖尿病食谱向被称作糖肾食谱的处方变更了，不过有关这种饮食疗法的开始时期和处方内容，还没有形成最终结论（参照第3章第2节）。

哪怕血压并不高（以最近的基准值，血压在140/90毫米汞柱以下），如果从发病初期开始，就使用血管紧缩素Ⅱ受体拮抗药、血管紧张素转换酶抑制药这样的降压药，也是有效果的（参照第3章第3节p.77）。血糖控制本身也是非常重要的时期。通过严格的血糖控制，能够阻止病情恶化。

这种微量蛋白尿持续出现的话，即便通过普通尿检也是能够逐步发现的。初期时不是每次，而是偶尔发现蛋白尿，因此称之为间歇性蛋白尿。病情进一步恶化，总是能在尿检中发现蛋白尿，就称之为持续性蛋白尿。在恶化的过程中，肾脏中肾小球的过滤功能也逐渐损坏。同时在肾小球的构造本身也开始出现显著变化。糖尿病肾病治疗的重要时期，就是从微量蛋白尿到持续性蛋白尿发展的期间。这是因为在此期间，阻止肾病发展的可能性很高。治疗方式和微量蛋白尿时期的治疗相同。

遗憾的是，一旦发展成为持续性蛋白尿状态，肾功能就会慢慢降低，并向慢性肾功能不全方向发展。与此同时，还有的患者会因为蛋白尿的量渐渐增多，而陷入出现浮肿的肾病状态。当病情到达这个时期时，糖尿病肾病的恢复已经无望。此时治疗的主要目的就是尽可能地减低肾功能低下的速度，以及减轻浮肿。

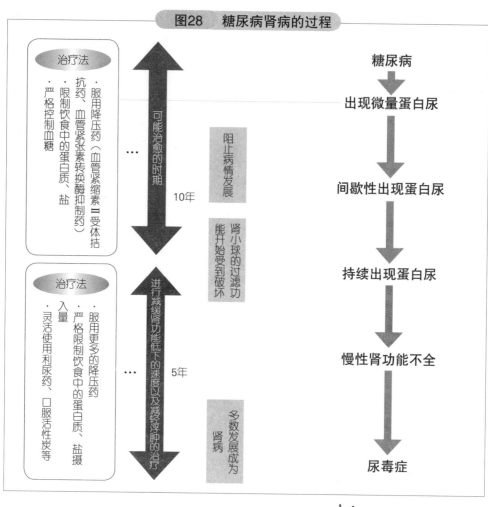

图28　糖尿病肾病的过程

治疗法
· 服用降压药（血管紧缩素Ⅱ受体拮抗药、血管紧张素转换酶抑制药）
· 限制饮食中的蛋白质、盐
· 严格控制血糖

可能治愈的时期

10年

阻止病情发展

肾小球的过滤功能开始受到破坏

治疗法
· 服用更多的降压药
· 严格限制饮食中的蛋白质、盐摄入量
· 灵活使用利尿药、口服活性炭等

进行减缓肾功能低下的速度以及减轻浮肿的治疗

5年

多数发展成为肾病

糖尿病

出现微量蛋白尿

间歇性出现蛋白尿

持续出现蛋白尿

慢性肾功能不全

尿毒症

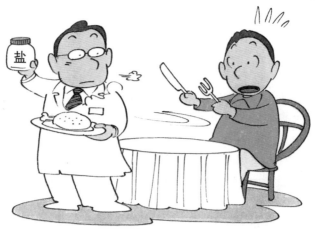

与之前的治疗相比，其变化主要是多数时候要增加服用降压药的数量与种类，盐的限制更加严格，对有浮肿的患者使用利尿药，发展成为肾功能不全时使用口服活性炭药物等。在肾功能不全恶化的同时，开始有必要降低饮食的蛋白质量，而增加每日的热量摄入量，但是至于这个量究竟是多少为佳，由于目前还没有得出最终结论，所以不同医生指导下，可能多少会有些差异。

肾功能不全症状逐步恶化，最终都必须进行透析治疗。而这与因慢性肾炎和肾硬化病而引发的慢性肾功能不全稍微不同的地方是，由于浮肿和心力衰竭，通常情况下会使得药物治疗无法控制的时期更早来临，也因为此，透析治疗开始的时间就会提前（图29）。同时，其特征还有动脉硬化情况严重，心血管疾病的风险极高。

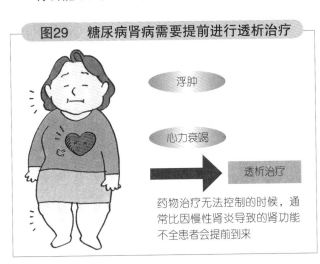

图29　糖尿病肾病需要提前进行透析治疗

浮肿

心力衰竭

透析治疗

药物治疗无法控制的时候，通常比因慢性肾炎导致的肾功能不全患者会提前到来

③ 肾硬化病（高血压型肾脏病）
【疾病概要】多发于高龄者和高血压患者　出现轻度蛋白尿、血尿

肾硬化病是高龄者和高血压患者身上可见的肾脏病，而且可见轻度蛋白尿、血尿和肾功能降低。因为多并发于高血压患者，所以在美国，从一开始就称之为高血压型肾脏病。一般情况下，肾功能恶化的速度不算快，往往经历数年或者20年左右才会陷入晚期的肾功能不全（图30）。由于同时还有动脉硬化，所以患心血管疾病的风险较高，这和糖尿病肾病是相同的。

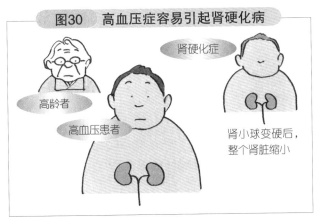

图30　高血压症容易引起肾硬化病

肾硬化症

高龄者

高血压患者

肾小球变硬后，整个肾脏缩小

■■ 【疾病的原因】流向肾小球的血液量减少 肾小球和泌尿小管发生变化 ■■

　　哪怕是健康人群，随着年龄的增长，肾功能也会逐步降低。到80岁时，其肾小球的滤过量大约为年轻时候的40%~60%。这主要是因为动脉硬化，供给肾脏肾小球的血液量减少，导致肾小球和位于下流的泌尿小管供血不足而引起的变化。一般认为肾硬化病的这种变化，是从早年就开始发生的。而且大部分是在高血压症没有得到很好控制的情况下发生的。作为近缘疾病，伴随着严重的高血压，还会发生肾功能急剧恶化的恶性高血压。

■■ 【治疗和过程】适当控制血压 预防肾功能进一步降低 ■■

　　大多数肾硬化病患者，在治疗高血压的过程中，都会出现轻度的蛋白尿、血尿，如果进行肾功能检查，可见肾功能降低。而一旦发病，就无法复原。不过对于确诊之前血压控制不够好的患者来说，通过顺利降压，肾功能可以得到一定程度的恢复。在这个时候，如果血压急剧降低，反而会引起肾功能的迅速恶化，这一点有必要多加注意。适当地控制血压，防止肾功能进一步降低是治疗的主要着眼点，如果能对血压进行良好控制，就能够有效地减缓肾功能降低的速度。不过需要注意的是，即使病情发展缓慢，在经过数年到20年左右时期，也会最终陷入晚期肾功能不全，甚至必须进行透析治疗。

　　另外需要注意的是与其他疾病并发的问题。而其中特别需要注意的是脱水症和镇痛及解热药、抗生素等（图31）。不仅是肾硬化病，就算是慢性肾功能不全，也可有因脱水而引起肾功能急剧恶化的危险性。肾硬化病，有时连本人和主治医师都不会觉察到，所以特别需要唤起大家的注意。在肾功能逐步恶化的同时，浓缩尿液的功能也在恶化。我们把这种体内水分不足的状态，称作脱水症。而当身体出现脱水症时，肾脏就会浓缩尿液，防止水分从体内进一步流失。尿液浓缩功能恶化的肾功能不全患者，因为就算有轻微的脱水，仍旧能够维持较为稀薄的尿液，所以容易在不知不觉中进一步引发更加严重的脱水症。所带来的结果就是，血压降低，供给肾脏的

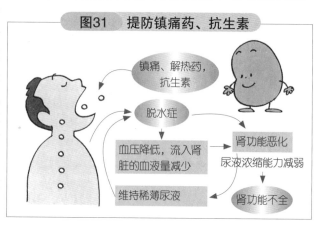

图31　提防镇痛药、抗生素

镇痛、解热药，抗生素

脱水症

血压降低，流入肾脏的血液量减少

维持稀薄尿液

肾功能恶化　尿液浓缩能力减弱

肾功能不全

血液量减少，而导致肾功能进一步恶化。

当出现腰痛、膝盖痛、高烧时，医生会开给镇痛解热药。因为效果显著，所以经常使用的药物是非甾体类抗炎药NSAID，但是这种药物的作用之一是，抑制感知痛感的前列腺素这种体内局部激素的作用。肾硬化病患者，在服用这种药时，有肾功能急剧恶化的危险。在肾脏中有肾脏专用的前列腺素，其主要功能是保证肾脏的血液流通。而一旦投给NSAID药物，也会作用于不期望出现药效的肾脏，那么肾脏前列腺素受到抑制的结果是，肾脏的血液流量减少，肾功能恶化。

在患上肺炎等细菌感染症时，会投给抗生素类药物。在抗生素中，有对肾脏毒性很强的药物。其中对肾脏毒性特别强的叫做氨基糖苷类这种药物。但是经常使用的头孢类和新喹酮类抗生素，对因肾硬化病等导致的肾功能不全患者来说，也有引发肾功能急剧恶化的危险性。

④ 慢性肾功能不全

【疾病概要】病情持续数年不断恶化 直至晚期肾功能不全乃至尿毒症

慢性肾功能不全，是指几年乃至几十年的发展过程中，肾功能不断恶化，直至发展成为晚期肾功能不全，甚至并发尿毒症。它不是一种疾病，而是对因多种致病因素而引发的疾病症状的总称。至于肾功能恶化到什么程度才会导致肾功能不全，目前还没有明确的定义，按照以往做法，一般认定是当血液中的肾功能检查值（肌酐值）比正常值偏高的时候开始的。普通认为即使肾小球滤过量（参照第2章第4节p.34）仅相当于正常的30%~40%时，肾功能仍旧是最低限度需求的3~4倍。因此在初期，几乎没有肾功能不全所带来的自觉症状，但是可以说这个时候已经处于肾脏应对能力下降的状态。

在以往的诊断中，当慢性肾脏病（CKD）相当于病情分类（参照p.37表2）的3期后半到4期前半时期时，开始被认定为肾功能不全。但是这个时期对治疗来说，已经相当晚了。因此，当CKD患者估测肾小球滤过量在90毫升/分以上的正常状态（第1期），或者89毫升/分以下~60毫升/分以上（第2期）时，也作为慢性肾脏病进行处理。其目的是，期望能够通过对肾脏病的早期发现、早期治疗而防止病情进一步恶化。这也是出于从3期前半（60毫升/分~45毫升/分）开始进行诊断，早日施行恰当治疗的考虑。在65岁以上的高龄患者和女性患者中，3期前半时血清肌酐值仍可能处于正常范围，因此有必要根据估测肾小球滤过量（eGFR）的计算公式，来发现中度的肾功能低下。

慢性肾功能不全不断发展时，最终会出现尿毒症症状，而如果在这个时候还放任病情数日或者数周的话，很大可能会导致死亡。另外，如果慢性肾功能不全的病情的确在恶化中，是无法把肾功能恢复正常的。当今医学条件下能够做到的是，一旦发展成为尿毒症，可以通过透析治疗来延续生命，以及在一定程度上减缓肾功能恶化的速度。但作为尿毒症的彻底性治疗方式是肾脏移植。慢性肾功能不全在未来有极高的风险需要进行透析治疗和接受肾脏移植，所以从这一点来看，慢性肾功能不全可以说是一种令人恐惧的疾病（图32）。不过，病情发展缓慢的慢性肾功能不全患者，因为也有直到生命即将终老才发展成为尿毒症的，或者由于其他疾病（有不少慢性肾脏病的患者患有脑血管障碍和心肌梗死、心力衰竭等）而失去生命的情况，所以对透析治疗也没有必要过度担心。

在肾脏病发展成为极早期肾功能不全前的一段时期内，能够阻止原有肾脏病的恶化是非常重要的。由于在这方面的研究已经取得了长足的进步，所以我们可以预见在不久的将来，就能够让更多的肾功能不全患者免除透析治疗的痛苦。实际上，在慢性肾炎患者中，导入透析治疗的实际人数，已经从1997年开始持续减少（参照第2章第1节）。

图32　慢性肾功能不全

初期

通过血液检查，肾功能比正常值升高

肾小球滤过量

$\frac{1}{3}$

"正常"

肾小球滤过量只是正常的三分之一，但是仍旧是必要的最低限度的3倍

肾脏的应对能力降低

从几年到几十年

尿毒症

借助透析治疗来延长生命/肾脏移植

【疾病的原因】三大原因疾病是糖尿病肾病、慢性肾炎、肾硬化病

在开始接受透析治疗的慢性肾功能不全患者中，作为其致病原因的糖尿病肾病、慢性肾炎、肾硬化病这三大疾病约占患者比例的77%（表4）。在遗传性疾病中，慢性肾功能不全的多发性肾囊肿，大约占到2.3%的比例。

有关慢性肾炎，得益于早期发现、早期治疗措施的普及，需要进行透析治疗

表4　透析导入患者的原有疾病（2007年）

导入患者数量	36 437
糖尿病肾病	15 750
%	43.4
慢性肾小球肾炎	8 721
%	24.0
肾硬化病	3 631
%	10.0
多发性肾囊肿	829
%	2.3
急性肾小球肾炎	467
%	1.3
慢性肾盂肾炎	266
%	0.7

引用并改编自日本透析学会编写的《日本慢性透析治疗的现状》（2007年12月31日）

的平均年龄和24年前相比，已经推迟了15年，直到今天的约67岁高龄。同时，进行透析治疗的患者总数，在近10年来也一直在减少。如果能够放缓肾功能不全病情发展速度，由于在需要进行透析治疗之前已经达到平均寿命，所以对慢性肾功能不全这种疾病也慢慢无需过度担心。肾硬化病也是一种随着年龄增长而出现的肾脏老化现象。随着人口结构的高龄化趋势，患病人数还有进一步增加的可能性。不过在高血压治疗松懈时，以及动脉硬化特征明显时比较痛苦，容易陷入慢性肾功能不全，因此如果这些治疗能都得到很好进行的话，其患病人数减少的可能性也是可以期待的。

　　目前最大的问题，是因糖尿病引起糖尿病肾病，进而引发的慢性肾功能不全。每年有大约15 000名患者因这种疾病而需要进行透析治疗，这个数值比30年前的100倍还多。像这样糖尿病肾病的增加，其中主要原因是因为糖尿病治疗的进步，使得糖尿病患者的长期生存成为可能，另外一个原因是由于透析治疗的进步，使得情况严重的患者的治疗也成为了可能。至于糖尿病患者中有百分之多少的人会发展成为肾功能不全，这个目前还没有定论。但是也有一些调查统计显示，成人型糖尿病患者中，有30%的人会最终陷入肾功能不全。依照日本最近的估测，如果计入程度极轻的患者，全国糖尿病患者总数约为800万~1 000万，假如其中有30%的人需要进行透析治疗，那真是一个令人头痛的社会问题。不过，由于较轻的糖尿病患者大多数可能不会发展成为慢性肾功能不全，而且糖尿病肾病的预防和治疗在近20年间取得了飞跃的进步，所以更加乐观的未来还是值得期待的，也因此我们还能够预想到，也许在不久的将来，从糖尿病向需要透析治疗恶化的患者人数会趋于减少。

【治疗和过程】肾功能恶化的速度因人而异

在透析治疗之前的慢性肾功能不全的治疗，其目标就是保持残存的肾功能。为此要进行适合病情的生活与运动限制、饮食疗法、药物疗法（参照第3章）。但是遗憾的是，即使凭借以上所有的治疗，我们也不能完全阻止肾功能的恶化。尽管进行积极治疗或不积极治疗，疾病发展过程明显不同，但是对于患者个人来说，要证明这种差异是很困难的。我们经常遇到，因某种契机而使得治疗态度转好的患者，其肾功能恶化的速度迅速得到缓解。

我们继续探讨一下，以血液中的肌酐值作为指标的肾功能变化过程。肾功能恶化时，肌酐值就开始超出正常值上限（136微摩尔/升）并慢慢不断升高。此时相当于慢性肾脏病病期分类的3期（肾功能中等低下）。当肌酐值达到227微摩尔/升时，肾功能已经降低正常功能20%~40%的程度（估测肾小球过滤量，在男性20岁时为38.5毫升/分，85岁时为25.4毫升/分；女性20岁时为28.4毫升/分，85岁时为18.8毫升/分）。也有不少的医生并不十分了解这些，而且在此时也没有提醒患者需要充分注意。而当肌酐值为900微摩尔/升或者1 133微摩尔/升时，其肾脏的功能仅相当于正常功能的十分之一，所以已经有必要考虑开始透析治疗了。血液肌酐值位于227微摩尔/升到1 133微摩尔/升期间的患者，就成为开始生活指导、饮食疗法和药物治疗的对象群体。而且这个值具有随着肾功能恶化而急剧增高的性质。因此对肾功能恶化速度较快的患者来说，被诊断为慢性肾功能不全后的1年以内，有的就需要进行透析治疗。相反，病情发展较为缓慢的患者，这个期间有的可能长达10年以上。

> **要点·建议**
>
> 如果可能，当估测肾小球滤过量处于59毫升/分（病期3期）以下，或者最迟血液中的肌酐值处于227微摩尔/升以上时，我们恳请患者最好向专科医生或者十分熟悉肾功能不全的医生联系、咨询。

⑤ 其他肾脏病

本书是一本解说慢性肾脏病的治疗与饮食疗法的书籍，有关急性肾脏病以及其他肾脏病，我们也会做如下介绍。

5-1急性肾炎（急性肾小球肾炎）

■■【疾病概要】在过滤尿液的肾小球内发生急性炎症

　　急性肾炎，准确地说应该叫做急性肾小球肾炎。这是在肾脏中过滤尿液的肾小球发生急性炎症的一种疾病，和肾病综合征一道，是最具特征的肾脏病。当某一天，你发现尿液突然变成褐色或者红色（为血尿）、尿量减少、浮肿、血压升高等症状，就算是门外汉，也会想到这可能是肾脏病吧。

■■【疾病的原因】肾小球过滤功能受到破坏，尿液中出现红细胞和蛋白质

　　由于在肾小球内发生炎症，所以肾小球的过滤功能受到破坏，于是就有红细胞和蛋白质遗漏到尿液中去。病情比较严重的患者，会因为肾脏功能的急剧恶化，而陷入肾功能不全的状态。但是就算病情比较轻的患者，也会并发一定程度的肾功能降低。典型的急性肾炎，是婴幼儿多发的因链球菌感染引起的急性肾炎（图33）。这种疾病的原因是扁桃体内感染的溶血性链球菌（略称为链球菌）过敏所致，在体内引起过敏现象的结果，就是在肾脏的肾小球内产生急性炎症。通常情况下，在扁桃体炎或者感冒症状出现后的10天或者14天后，迅速出现血尿和浮肿而入院就诊。这种疾病在30年前，多发于婴幼儿，特别是幼儿园宝宝以及小学低年级儿童。不过由于该疾病的原因已经得以明确，所以对于在扁桃体内发现链球菌的患者，使用杀菌的抗生素，把病菌从扁桃体迅速杀灭后，这种疾病已经锐减。

　　急性肾炎中，还有很多原因不明的地方。之前解说过的慢性肾炎，我们也发现有和感染链球菌后的急性肾炎类似的过敏所致的情况。只是在这些疾病中的过敏原因还不清楚，所以还无法减少发病。

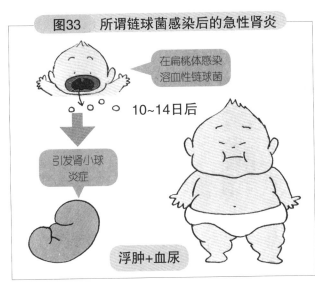

图33　所谓链球菌感染后的急性肾炎

在扁桃体感染溶血性链球菌

10~14日后

引发肾小球炎症

浮肿+血尿

51

【治疗和过程】需要住院治疗 静养至关重要

一旦被诊断为急性肾炎，除了极其轻微的病情之外，都需要入院治疗，甚至住院会长达几个月。保持静养，在治疗上是至关重要的，而当进行一些日常性的运动，也不会出现血尿和蛋白尿时，就可以从住院治疗转为门诊治疗。之后希望能够定期到医院进行检查，观察病情进展情况，看是否再次出现血尿和蛋白尿，肾功能是否得以保持等。

几率尽管较低，可是已经住院超过6个月了，还有的患者尿液的异常没有恢复到正常水平，其他症状也在延续。那么这个时候，就可以诊断病情已经从急性肾炎转为慢性肾炎。在肾活检被广泛使用的今天，尽管同样被冠以肾小球肾炎之名，但是急性肾炎和慢性肾炎两者的组织变化却各不相同，这一点已经得到明确。从这一点来看，我们说急性肾炎开始慢性化，倒不如说本来就是慢性肾炎这种疾病，由于迅速发病，所以很多时候被诊断为急性肾炎而已。

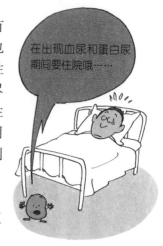

不过在发病初期，不进行肾活检，是很难明确区分的。

5-2肾病综合征（肾病综合症候群）

【疾病概要】大量蛋白质排泄到尿液中去并出现浮肿

肾病综合征，准确地讲应该叫做肾病综合症候群。"症候群"这个用词，意思是具备几个典型的症状特征，另外一个意思就是在过去，把最早报告某种疾病的医生的名字加上，叫做"××症候群"的也有几个。而在肾病综合征中，就是对尿液中出现大量蛋白质，结果血液中的蛋白质浓度降低，并出现浮肿的这种疾病的定义（图34）。多数情况下，血液中的胆固醇浓度升高。除了固有肾脏病（叫做一次性或者原发性肾

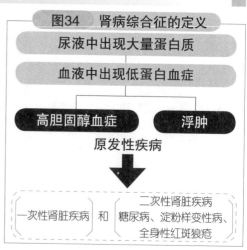

图34　肾病综合征的定义

尿液中出现大量蛋白质

血液中出现低蛋白血症

高胆固醇血症　　浮肿

原发性疾病

一次性肾脏疾病　和　二次性肾脏疾病 糖尿病、淀粉样变性病、全身性红斑狼疮

脏疾病）之外，还有因为全身性疾病而给肾脏带来侵害的一种疾病（叫做二次性或者继发性肾脏疾病），比如糖尿病、淀粉样变性病、全身性红斑狼疮引发的肾病综合征等。

【疾病的原因】详细原因尚未明确

肾病综合征，被认为是由于某种免疫或者过敏原因而引发的疾病。不过其具体细节还没有明确。但是从使用肾上腺皮质甾体类药物和免疫抑制药有效，以及通过虫刺可以再次诱发来看，与以上原因应该是有关联的。

【治疗和过程】原则上要求住院治疗 为期大约3个月

一次性肾脏疾病的肾病综合征，也可以通过肾活检的病理组织进行不同病情程度的分类，而对不同的病型来说，其病情发展的过程以及用药后的效果都存在不同。比如，属于微小变化群一类的病型，比较多发于幼儿，其特征是发病迅速，浮肿十分明显，多数情况下通过肾上腺皮质甾体类（略称为甾体类）药物治疗有效。同时，尽管一时好转（称作"缓解"），但是也不可忽视复发的危险。而膜性肾病这类病型是在中年到高龄者间多发，其特征是发病缓慢，浮肿的程度也没有微小变化群那么严重，在病情发展时甾体类药物效果不明显。有时，这两种疾病还会自然好转，并且很少出现肾功能恶化的情况。巢状肾小球硬化病，多发于幼儿，发病方式与微小变化群类似，但是其特征是使用甾体类药物很难奏效，并且肾脏功能会逐渐恶化，很多时候需要进行透析治疗。

甾体类药物对微小变化群和初期膜性肾病非常有效，但是也是一种需要提防其副作用的药物。因为甾体类药物对行进中的膜性肾病和巢状肾小球硬化病几乎无效，所以针对这些疾病使用甾体类药物，不仅没有效果，反而具有仅出现副作用的危险。因此，肾病综合征的治疗，尽可能地通过肾活检确诊后再开始治疗才会奏效，而且安全。

肾病综合征的治疗，原则上需要住院，并且住院时间通常持续3个月左右。由于除了浮肿之外，没有其他痛苦症状，所以即使我们解释了住院以及进行肾活检的必要性，很多时候仍无法得到患者的理解。住院的理由是为了得到静养，严格遵守饮食疗法，以及对治疗中使用的甾体类药物和免疫抑制药的副作用，能够进行早期发现、及时处置等。

在门诊治疗中，为了降低副作用带来的危险，都会适当减少药物的使用剂量。这样，即使是对药效非常理想的微小变化群患者，也无法取得十分满意的效果，或者即便产生效果，也有增加复发可能性的危险。而一旦复发，和初次发病时的药效相比，也不容易见效，甚至我们经常听到因此而导致给日常生活都带来很大障碍的例子。

大家一定想，3个月的住院生活很长吧。但是在住院期间通过严格的治疗，从长远的眼光来看，效果是明显的。一般药物都是从大剂量开始，然后边参照治疗效果边逐步减少药量。效果很明显时，在几天或者2周内，症状就会戏剧般地转好。那么之后的住院期间就不再进行特别治疗，只是经常保持躺卧，坚持服药就好。这是为了不再复发而继续观察情况，并把药物慢慢控制到门诊治疗时也安全的剂量。我们恳请患者们能够理解，肾病综合征就是这么一种疾病，你的配合与忍耐是与病情好转息息相关的。

5-3急性肾功能不全

【疾病概要】急性肾功能障碍 水电解质平衡紊乱

这是一种肾脏的所有功能急剧地受到损害，废弃物排泄功能低下，水和电解质（盐）平衡紊乱的疾病。从时间过程来看，一般在数小时乃至数日间发病。

【疾病的原因】大致可以分为肾前性、肾性、肾后性三种

从原因角度，大致可以分为三类。

第1类是由于肾脏中血液不足（称之为肾前性），即使肾脏自身正常，也会因血液不足而无法充分产生尿液，导致肾脏功能恶化。三种类型的分别原因如表5所示。外伤（受伤）而引起的体表出血或者胃溃疡而引起的胃出血，因这些原因而导致血压急剧降低的状态称之为出血性休克。正在服用止痛药（阿司匹林和非甾体类抗炎药）的患者，需要充分注意胃溃疡引发的出血。当因严重痢疾、高烧、炎热而大量出汗时，如果不能充分补充水分的话，脱水症就会加剧，引发血压降低，这些是婴幼儿和高龄者都需要特别注意的。因大面积重度烧伤而引起体液从皮肤表面大量流失时，也一样需要特别注意。有少数高血压患者，在服用降压药（降低血压

表5 急性肾功能不全的原因	
急性肾功能不全的种类	原因
肾前性急性肾功能不全	出血性休克、脱水症、重度烧伤
肾性急性肾功能不全	重度急性肾炎、药物副作用、肾脏的血液流通障碍持续时间较长时、败血症等重度感染病
肾后性急性肾功能不全	两侧的输尿管堵塞（结石、肿瘤等）

药物）后，由于血压急剧降低，而导致急性肾功能不全。关于这一点，高龄者尤其需要多加注意。血压控制，除非是非常紧急的情况下，特别要遵循缓慢降低的治疗重点。

第2类是由于肾脏自身（这个称之为肾性）受到严重损害，而毫无疑问地引发肾脏功能恶化。急性肾炎在病情严重时，会突然陷入急性肾功能不全。少数情况下，会因服用止痛药或者抗生素等药物引发副作用，而导致急性肾功能不全。因为服用这些药物时，会导致排尿困难和出现浮肿等，所以需要特别注意。详细情况请向经常就诊的医生咨询。如同前面所述，血压低下状态持续数日时，肾脏的泌尿小管（细胞受到破坏）会坏死，导致此类的急性肾功能不全。

第3类是流向肾脏的血液供给和肾脏自身都正常，由于尿液的排出系统堵塞，尿液无法顺利排出而导致的（这类称之为肾后性）。尿液出口被堵塞后，肾小球就无法过滤尿液，所以肾功能降低。主要情况是左右两侧的输尿管因结石而堵塞，或者膀胱出口附近出现肿瘤等。在手术中被摘除一侧肾脏的患者，如果剩余的一侧输尿管产生结石，也会引发同样症状。造成该疾病的情况还有在男性特有疾病中，前列腺出现严重肿瘤时（前列腺肥大症或者前列腺癌，图35），以及女性特有疾病，因子宫癌导致左右两侧输尿管堵塞时（图36）。尽管以下情况很少会发展成为急性肾功能不全，但是由于感冒药和抗过敏药的成分中含有抗组胺剂，而这种药剂可能引发排尿困难或者排尿不能，所以也需要引起注意。

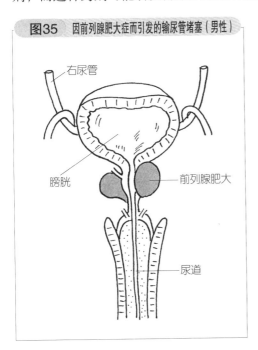

图35 因前列腺肥大症而引发的输尿管堵塞（男性）

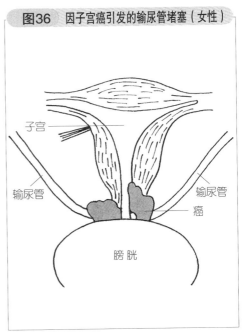

图36 因子宫癌引发的输尿管堵塞（女性）

【治疗和过程】肾前性和肾后性急性肾功能不全通过早期诊断、治疗容易恢复

肾前性急性肾功能不全，如果能够早期诊断，并针对病因治疗，肾功能是可以恢复的。

而如果诊断和治疗拖延而至晚期，会导致肾脏泌尿小管坏死，引发肾性急性肾功能不全，继而陷入恢复缓慢，或者无法恢复的状态。由于年龄较大，或者身患肾脏病等导致肾功能本身就偏低，那么恢复起来有时就更加困难。

肾后性急性肾功能不全，如果能够早期诊断并进行恰当处置，肾功能是可以恢复的。处置方式是从背后针刺，或者使用膀胱内视镜把导尿管插入肾盂，通过导尿管把由于堵塞而无法排出的尿液导出体外。

以上肾前性和肾后性急性肾功能不全，如果早期能够正确诊断，肾功能恢复是比较容易的。但是与之不同的是肾性急性肾功能不全，即使进行了正确诊断，也针对病因进行了治疗，肾功能恢复上仍旧需要时间，而且这个时间可以为数日乃至数月。这是因为肾脏的构造受到了破坏。如果几天内肾功能可以恢复，就不需要其他特殊处置方式。而恢复需要数周以上时间时，就有必要在肾功能恢复之前，进行透析治疗来规避生命危险。通过透析治疗的支持，同时进行致病疾病和其他并发疾病的治疗。有时致病疾病没有得到改善，肾功能是不会恢复的。这种情况下，可能需要一直进行透析治疗。

有时还会因为致病疾病或者并发症致死。肾性急性肾功能不全的救活率，即便在医疗发达的今天，也只有50%~60%。而遗憾的是，这个救活率和20年前几乎没有变化。医疗水平进步而救活率却没有提高的原因，是因为致病疾病在这20年间也起了很大变化。在20年前，对70岁以上的患者，是不首选伤筋动骨的大手术的，而今天，即使是对80岁以上的患者，也开始广泛进行这样的手术。对有重症糖尿病和心脏病患者的手术也开始增加。而这个救活率，不同的医院也存在差异。如果因肾性急性肾功能不全的救活率不高就说这家医院不好却也不公平。像处置重症心脏病等危重患者机会较多的医院，其患者中肾性急性肾功能不全的发生率就高，这样就有可能导致救活率偏低。相反，在处置重症患者较少的医院中，肾性急性肾功能不全的发生率较低，那么其救活率就可能偏高。

5-4狼疮肾炎

【疾病概要】持续出现全身性红斑狼疮的肾脏病

这是一种从全身性红斑狼疮（英语略称为SLE）这种胶原病继发的肾脏病。肾脏病的类型是指急性肾炎、急速发展性肾炎、慢性肾炎、肾病综合征等多种疾病的病情发展过程，而从慢性肾炎到慢性肾功能不全，有时都需要进行透析治疗。

【疾病的原因】因免疫复合体沉积在肾小球而引发炎症

在全身性红斑狼疮患者血液中，存在一种针对以抗核抗体为代表的患者自身成分的抗体（我们称之为自身抗体）。抗体，本来是为了清除从体外入侵的细菌等自身成分以外的物质时，由一种叫做淋巴球的白细胞生成的蛋白质，是体内免疫结构的一种。抗原和自身抗体结合后，我们把这种进一步附着补体的免疫成分叫做免疫复合体（图37）。这种免疫复合体沉积在肾小球内引发炎症，是狼疮肾炎的原因之一。

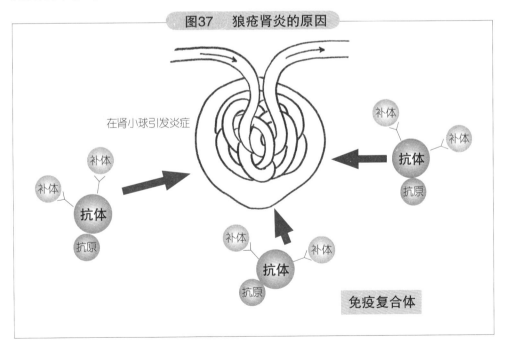

图37　狼疮肾炎的原因

【治疗和过程】有时需要对重症患者使用血浆交换疗法

狼疮肾炎的治疗，是以治疗作为病因的全身性红斑狼疮为主的，使用副肾皮质甾体类药物（参照第3章第3节p.83），由于重症的狼疮肾炎会致死，所以除了使用免疫抑制药物之外，有时也会进行血浆交换疗法这种特殊的治疗。也有迅速陷入肾功能不全状态，而需要进行透析治疗的疾病类型（急速发展性狼疮肾炎）。如果治疗奏效的话，和全身症状一起狼疮肾炎也会康复，这种状态称之为"缓解"。因为还有全身性红斑狼疮再次恶化（称之为"再燃"）的危险，所以这种康复不能称之为治愈，而说缓解。如果不能控制在缓解的状态以内，病情就会转为慢性，而导致肾功能持续降低，并经过慢性肾功能不全的阶段后最终需要进行透析治疗。

5-5多发性肾囊肿

【疾病概要】在肾脏出现无数囊肿 肾功能缓慢降低

多发性肾囊肿是在两个肾脏中出现无数囊肿，然后逐渐增大，并引起肾功能缓慢降低的一种疾病（图38）。甚至有的时候在肝脏和脾脏内也同样会出现无数的囊肿。

图38　多发性肾囊肿

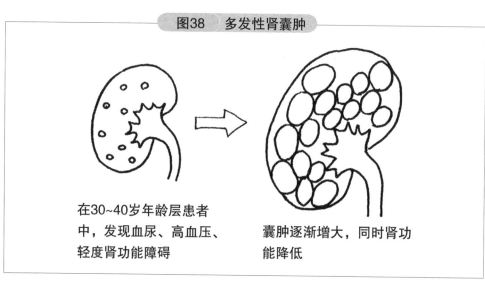

在30~40岁年龄层患者中，发现血尿、高血压、轻度肾功能障碍

囊肿逐渐增大，同时肾功能降低

■ 【疾病的原因】几乎都是以常染色体优性遗传方式遗传的疾病 ■

　　多发性肾囊肿是一种几乎都是以常染色体优性遗传的方式遗传，父母有一方携带这种遗传因子时，其孩子就有二分之一的概率遗传的一种疾病。作为病因的遗传因子异常，以及因此导致泌尿小管内的物质移动异常已经为我们所认识，而针对这种疾病的治疗药的临床实验正在进行之中。这类疾病（成人型）是在成年之后才会发作的疾病，在幼儿期发病的常染色体隐性遗传形式遗传的幼儿型多发性肾囊肿则是极为少见的。

■ 【治疗和过程】20岁之前的年轻人由于囊肿较小通常很难察觉 ■

　　很多的患者都是在30~40岁之间，通过尿检发现血尿，或者血压升高，又或者有轻度肾功能障碍等而到医疗机构就诊，才发现多发性肾囊肿的。近期，也有在其他疾病检查中进行超声波回声检查时发现的患者，以及由于父母亲患有此种疾病而其子女也前去检查时发现的患者。因为在10~20岁之间，通常囊肿较小，所以一般无法察觉。

　　多发性肾囊肿发展到需要进行透析治疗的晚期肾功能不全状态，往往是囊肿已经相当大的50~60岁之间了。在此之前的治疗主要是以通常并发的高血压为对象的。一般认为，因这种疾病而导致的慢性肾功能不全，比起因慢性肾炎、糖尿病性肾病、肾硬化病等引发的慢性肾功能不全来说，其针对性的饮食疗法效果很

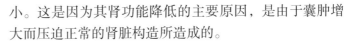

小。这是因为其肾功能降低的主要原因，是由于囊肿增大而压迫正常的肾脏构造所造成的。

　　在多发性肾囊肿的发展过程中，除了肾功能降低之外，还有三个问题。这就是囊肿大量出血、囊肿感染以及因肾脏和肝脏肿大而引发的肠胃压迫症状。

5-6肾血管性高血压症

■ 【疾病概要】由于肾动脉的动脉内壁狭窄而引起的高血压症 ■

　　在给左右肾脏供血的肾动脉中，如果有一侧或者两侧出现动脉内壁狭窄，就会引发高血压症（图39）。一般的高血压症称之为原发性高血压症，这种因为体质而引发的高血压，需要始终服用降血压药物。而与之不同，肾血管性高血压症如果在早期能够正确诊断，通过修复变狭窄的部位，是有可能治愈的。

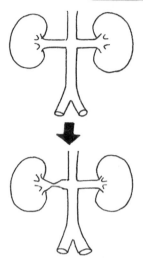

图39　肾动脉狭窄引发高血压

导致高血压的经过

①由于在动脉中血管变得狭窄，所以流向肾脏的血液减少
②从肾脏中分泌肾素
③肾素作用于血液中的血管紧张素原，最终形成血管紧张素Ⅱ
④血管紧张素Ⅱ使血管收缩，并作用于肾上腺，增加能够有助于水和钠再吸收的醛固酮这种激素，其结果是体液增加，血压升高

【疾病的原因】因动脉硬化、大动脉炎、动脉的纤维弹性变性症等

这种疾病有的是由于动脉硬化，有的是由于大动脉炎，有的是由于动脉的纤维弹性变性症等引发的，而且分别具有各自的特征。

【治疗和过程】进行肾动脉扩张术或者用人工血管置换肾动脉的手术治疗

对20~30岁的年轻患者，血压升高时，如果亲属里并没有高血压患者，而且在服用降压药后血压仍然不降低的情况下，可以怀疑是否患有此类疾病，并通过精密检查进行诊断。患有这种疾病的大多数患者，在其腹内的动脉上都能够听到杂音，所以对这一点加以注意，是很容易发现的，但是只要没有联想到这种疾病的疑似可能，想正确诊断出来是很困难的。

这种疾病中，通常血压的控制比较困难，并且还有不少患者的肾功能会逐步恶化下去。动脉狭窄的肾脏，因为血液供给减少，而另外一侧没有这种症状的肾脏就被暴露在高血压风险之中，所以导致肾功能恶化下去。当两侧的肾动脉都出现狭窄时，如果再使用血管紧张素转换酶抑制药和血管紧张素Ⅱ受体拮抗药（参照第3章第3节p.77）这两种降压药，就有肾功能急剧恶化的危险。

如果能够怀疑到这种疾病并进行确诊，可以使用带气球的导尿管进行肾动脉扩张术，或者用人工血管来置换肾动脉的手术进行治疗。能够早期确诊并进行以上治疗，此后就不需要服用降压药了。

⑥ 特殊的肾脏病

6-1肝肾症候群

发病迅速 治疗困难 死亡率高的疾病

在与晚期肝硬化和急性肝炎并发的肾脏病中，有一种叫做肝肾症候群的疾病。其特征是发病较急，对治疗反应迟缓的肾功能不全以及浮肿等，是一种一旦发病就死亡率很高的疾病。

6-2肺肾症候群

一种出现针对白细胞的抗体 主要侵害肺和肾脏的疾病

这是一种在最近10年间的诊断中迅速增加的疾病。在体内出现针对中性粒细胞这种白细胞成分的抗体，其结果是主要对肾脏和肺部产生侵害的疾病，也叫做抗中性粒细胞胞浆抗体相关血管炎（图40）。而肺部的症状表现，多为肺出血和间质性肺炎，而且一般认为很多时候也会引起肾脏症状迅速恶化，发展成为肾功能不全的肾炎。除了肺部和肾脏以外的症状，还有发烧、多发性关节痛、全身倦怠、体重下降、神经障碍等。有不少患者是因为不明原因的发烧而进行精密检查时发现这种疾病的。也有的患者没有肾、肺之外的其他症状。使用肾上腺皮质甾体类药剂或免疫抑制药，有一定程度的效果，但是仍旧是死亡率很高的疾病。一般认为死因是肺出血或者开始治疗后并发的感染症居多。

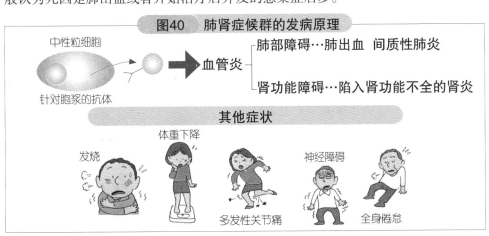

图40　肺肾症候群的发病原理

中性粒细胞

针对胞浆的抗体

血管炎

肺部障碍…肺出血 间质性肺炎

肾功能障碍…陷入肾功能不全的肾炎

其他症状

发烧　体重下降　多发性关节痛　神经障碍　全身倦怠

6-3特发性浮肿

特征是多发于更年期女性 且出现原因不明的浮肿

这是一种以原因不明的浮肿为特征的少见疾病，由于至今还没有探明究竟是肾脏的什么部位恶化，所以为严谨起见还不能称之为肾脏病。由于多发于更年期的女性，所以通常认为与女性激素相关。由于在白天活动时尿液几乎无法排出，所以导致脚部开始肿胀，直到晚上时整个脚部都会水肿。而躺在床上后，夜间会多次大量地排尿。于是到第二天早上，症状一般又有所改善，晚上时再次反复浮肿（图41）。这种浮肿导致患者有个特征，就是下午的体重比早上要增加2千克以上。治疗的关键还不明确，所以很多时候使用利尿剂治疗进展并不顺利，而有时服用多巴胺就比较有效。

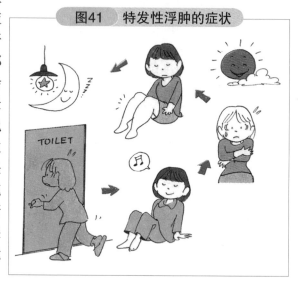

图41　特发性浮肿的症状

6-4假性巴特综合征

由于过度追求瘦身而引发的女性特有疾病

这种疾病是当下女性过度追求瘦身所带来的结果，是一种患者自己引发的疾病，所以几乎不会发生在男性身上。以瘦身为目的，长期持续服用利尿药或者通便剂（治疗便秘的一种药物）的结果，就是导致出现难以治疗的浮肿和低钾血症（图42）。

青春期的女性由于第二性征而导致脂肪堆积，身体开始圆润

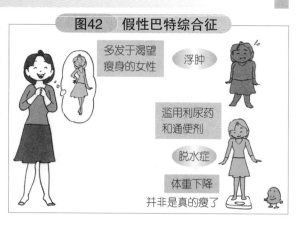

图42　假性巴特综合征

多发于渴望瘦身的女性　浮肿

滥用利尿药和通便剂

脱水症

体重下降

并非是真的瘦了

起来。而这个时候会在对此很在意的一部分女性中出现饮食障碍（拒食症或过食症）。假性巴特综合征就大多发生在20~40岁的女性身上。这种疾病的患者本身并没有进食障碍，但是为了让自己的体重更加理想化，或者对脸部的脂肪比较在意，而想方设法地去减轻体重。大概都是听信谣传吧，以为使用利尿药或者通便剂体重就会减轻，而去尝试后发现实际体重下降而患上疾病。

只不过这种体重下降，其实是利用药物作用强行地把身体需要的水分排出体外，而导致医学上所说的脱水症。而本来想减少赘肉的目的丝毫也没有达到。用体重秤测量，的确体重是下降了，面部也由于脱水症而消瘦了，所以本人很满意。但是对身体来说，由于处于必要的水分不足的脱水状态，所以会大量生成具有储存水分和盐作用的激素（醛固酮）。作为调节这种激素构造（肾素·血管紧张素醛固酮系统）第一阶段的限速酶的肾素，开始由肾脏生成，期间与体内水分调节不发生关系，而是肾素被大量生成。其结果是具有从体内排出大量水分作用的药物，与在体内储存水分的激素开始了拔河比赛。如果激素一方获胜，就会在体内发生浮肿，而此时的患者又不得不为了消肿而增加服用药物的剂量。发展到这个地步时，治疗已经非常困难了，甚至有时不得不陷入束手无策的地步。

由于长期使用利尿药和通便剂，血液中钾的含量变低（低钾血症）。严格来说这不是药物的副作用，而是药物主要作用的伴随效果（参照第3章第3节
p.79）。低钾血症患者，其肌肉很难发力，严重时会导致肌肉坏死（横纹肌溶解症）。另外，如果低钾血症长期持续，肾脏也会遭受侵害（在下一项目就会谈到因低钾血症导致的慢性间质性肾炎），甚至导致肾功能不全的危险。

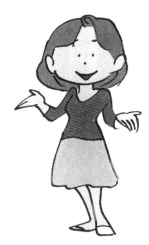

肾脏功能正常的人服用利尿剂，在开始时每30分钟到1小时就会去洗手间一次，并且体重会减轻1~2千克。如果继续服用利尿药，去洗手间的时间间隔会逐步恢复正常，但是体内的水分平衡却已经受到破坏。而通便剂，如果服用的剂量不造成腹泻样症状，体重是不会减轻的。想通过腹泻来减轻体重的少女之心，是作为男性的我们无论如何都无法理解的做法。

使用利尿药和通便剂不会变瘦，只是因为水分减少而导致的体重变轻而已。为了避免这种疾病的发生，我们不厌其烦地想提醒大家务必注意。也恳请医生们能够自律，不要给那些仅仅因为过度饮酒而导致面部臃肿的患者开利尿药的处方，因为这些药物有可能被用于药物固有目的之外的场合。我们还要提醒那些的确存在便秘症状的患者，也不要大量使用通便剂。

6-5药物性间质性肾炎

因药物副作用或者过剩的主要作用而引发泌尿小管受到侵害的一种疾病

在因药物而导致的肾脏障碍中分为几种类型。一类是急剧发生的障碍，像前面有关急性肾功能不全项目中解释的那样，有给肾脏直接带来的毒性（抗癌药剂或抗生素），以及因肾脏的前列腺素抑制（非甾体类抗炎药）等。在这里要说明的是因急性过敏反应和高钙血症而起的紧急发病，以及因低钾血症和原因不明的机制而慢性发病的情况。但是主要是因药物副作用或者过剩的主要作用而引发泌尿小管受到侵害的一种疾病（图43）。

所有药物都有引发过敏反应的危险性。事实上在初次使用的药物中，其特点

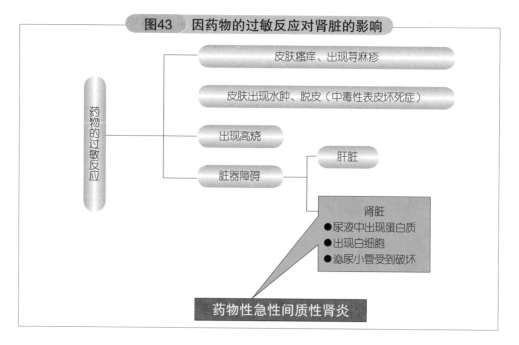

图43 因药物的过敏反应对肾脏的影响

一般都是较难引发过敏反应的。不过，如果之前使用过类似药物，那么即便是现在初次使用的药，也有引发过敏反应的可能性。在药物过敏反应中，通常都是皮肤瘙痒、发红或者出现荨麻疹等较轻症状，但是也有皮肤症状加重以至全身发红、出现水肿、脱皮等严重的类型（中毒性表皮坏死症）。

与出现皮肤症状不同的是，有时还会出现高热或者脏器损害的情况。肝脏受到侵害，在血液检查中可以看到肝脏功能检查值恶化，出现黄疸。而对肾脏的影响是，导致尿液中出现蛋白质和红细胞、白细胞，以及造成肾功能损害等，这被称之为药物性急性间质性肾炎，进行肾活检时，可以看到肾脏泌尿小管受到破坏，间质内有白细胞沉积。情况严重时会引发急性肾功能不全，甚至需要进行透析治疗。

不是肾脏专科医生就很难进行诊断。病人感冒时医生常会开解热药和抗生素，因此而引发药物性急性间质性肾炎。就是肾脏的专科医生，也有的直到病情恶化之后才推荐患者去医院治疗。因为高热持续、腰痛、查尿时出现白细胞等症状，所以很容易被认为是急性肾盂肾炎。可是由于不见好转而开给抗生素和解热药，即便如此仍然不见好转，才被送到医院来。这样，很多人都已经拖延了1~2周的时间了，送到医院时其肾功能大多数已经开始恶化。这时诊断时重要的还是需要重新询问患者的发病情况。也就是，通常在患上药物性急性间质性肾炎时，从用药开始之后，发烧反而开始变得严重起来。那么在这个时候，不如干脆停用所有药物。如果情况不大好，应该住院治疗，以便于能够详细地观察病情发展。进行正确诊断后停药，一般2~3天就会退烧。而肾功能恶化时，其恢复往往需要2~3周的时间。这个时候偶尔也会使用副肾皮质甾体类药物。

作为引发急性肾功能恶化的原因之一，通常可以看到因高钙血症引发的肾脏损害。有一种叫做骨质疏松症的高龄者疾病。这是一种随着年龄增加而引发的骨骼疾病，一般认为女性是受到绝经后激素的影响而易发的，在治疗中会用到维生素D。使用维生素D这种药的时候，通常需要进行血液检查。如果不进行检查，就算发生了高钙血症也不会察觉。但是这并不是药物的副作用，而是其主要作用，只是由于药物的使用量对于患者来说过多了，所以引发高钙血症。有时会在血液检查中，发现肾功能值不良，这时就会介绍给肾脏专科医生。高钙血症如果长期持续，多少都会带来一些损害，如果只是短期的高钙血症，是可以恢复到原有状态的。因为这种疾病多半都是发生在因为随着年龄增大而肾功能多少有些降低的高龄者身上的，所以年轻的患者在使用维生素D的时候无须担心。

作为缓慢发生的药物性间质性肾炎的病因，已经得到确认的是低钾血症和马兜铃酸。在利尿药的副作用中，就有低钾血症，如果对这种状态毫无知觉而长期放任，就会引发间质性肾炎。含有甘草这种生药的中药也会引发低钾血症，进而引起间质性肾炎。以瘦身为目的去使用中药而引发间质性肾炎的例子，于1993年在比利时被报道多起（中药肾病，chinese herbs nephropathy），此后在日本也出现不少同样的患者。一般认为这是因为中药的生药中含有马兜铃酸这种成分。有很多人认为中药的副作用很少，其实更多时候是中药中所含的个别成分的作用还没有被充分认识，也许那种会急性发病的副作用很少，但是也可能存在一些慢性的、想象不到的有害副作用。

第 3 章 ·····································

慢性肾脏病的治疗

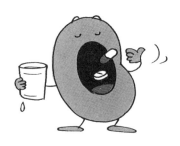

　　慢性肾脏病的治疗通常分为一般疗法、药物疗法、特殊疗法。一般疗法由生活指导和饮食疗法组成。特殊疗法分为透析治疗、血浆交换治疗、肾脏移植。

　　其治疗效果，对不同病期或者不同疾病种类来说，存在较大差异。

慢性肾脏病的治疗，通常分为一般疗法、药物疗法、特殊疗法。一般疗法由生活指导和饮食疗法组成。特殊疗法分为透析治疗、血浆交换治疗、肾脏移植。尽管同属于肾脏病的治疗，但是其治疗效果，对不同病期或者不同疾病种类来说，存在较大差异。

一般认为，当病情处于2期和3期时，肾脏障碍上其功能的变化和主体构造的变化还是很轻微的，也就是因肾小球内压上升（肾小球高血压）、间质缺血、炎症物质等引起的变化。这些症状在早期阶段，通过治疗大部分可以得到改善，被认为属于可逆的病期。因为早期的慢性肾炎和糖尿病肾病中，可逆的部分很大，所以治疗效果令人满意。

但是另一方面，即使是相同的早期阶段，尽管肾硬化病也是缓慢发展的，但是由于构造的变化和年龄增大，病情也处于发展中，其治疗效果就没有慢性肾炎和糖尿病肾病那样令人满意。不过，在血压控制不好的患者身上，可以看到因血压改善而带来的蛋白尿和肾功能的改善效果。

多发性肾囊肿患者，由于囊肿增大，肾脏的正常构造慢慢缩小，进而导致肾功能恶化。因此，对于多发性肾囊肿患者来说，饮食疗法和药物治疗的效果，也没有慢性肾炎和糖尿病肾病那样令人满意。

生活指导

对住院和定期前往医院就诊的患者分别进行生活与运动的指导

住院或者定期前往医院就诊
在出现急剧恶化时 住院治疗是不可或缺的

肾脏病的生活指导非常重要。进行生活指导时，首先需要区分是住院治疗还是定期前往医院治疗，然后分别针对这两种情况，进行生活与运动等方面的指导（图44）。

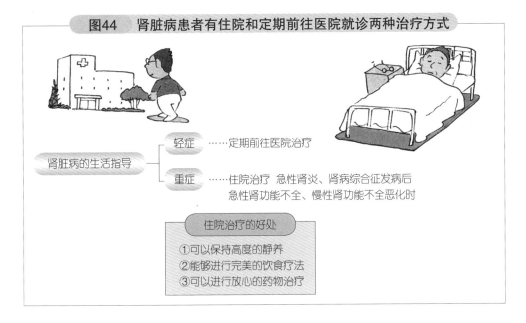

图44　肾脏病患者有住院和定期前往医院就诊两种治疗方式

肾脏病的生活指导

轻症……定期前往医院治疗

重症……住院治疗 急性肾炎、肾病综合征发病后
急性肾功能不全、慢性肾功能不全恶化时

住院治疗的好处

①可以保持高度的静养
②能够进行完美的饮食疗法
③可以进行放心的药物治疗

　　急性肾炎和肾病综合征发病之后，以及急性肾功能不全、慢性肾功能不全在急剧恶化的时期，住院治疗是不可或缺的。当病情恶化时，一般患者都会接受住院的建议，但问题是，当没有自觉症状时，有不少患者会拒绝这一建议。往往对医生说："我在家尽量保持静养，所以您看能不能让我定期来医院进行治疗呢？"而这是非常危险的。表面上看在医院和在家都一样可以保持静养，似乎没有什么区别，而事实上有很大的不同。

　　住院可以保持一个高度静养的状态，吃饭、大小便、洗漱都可以在床上进行。虽然不可以泡澡，但是可以用清洁的毛巾擦身。而这些在家里都比较难以进行。之后，可以根据病情恢复的情况，逐步降低对静养度的要求。如果说为什么静养对患者这么重要，那是因为通过保持静养，可以确保血液向肾脏的流通。活动身体的话，流向手足的血液就会增加，相应地流向肾脏的血液就会减少。如果虚弱的肾脏得不到充足的血液供给，会明显减慢肾脏的恢复。当病情处于急性发展期时，如果静养得不到保证，还有留下无可恢复的后遗症的危险。

　　住院和定期前往医院治疗的第二个不同是饮食。当肾脏病处于急性发展期时，其饮食安排在家庭是很难实现的。第三是药物的剂量。对于定期前往医院治疗的患者，因为首先考虑到安全，所以不会放心地使用大剂量药物。特别是对肾病综合征的治疗，如果在初期不能使用足量的副肾皮质甾体类药物的话，就可能导致无法治愈，或者治愈后也很快就会复发。

　　而如果是住院治疗，至于到什么程度才可以上学或者上班，以及可以进行什么样的运动等方面，都会针对病情进行具体的指导。在不久之前，静养被认为是肾脏病治疗中最重要的环节，几乎所有的运动都是被禁止的。而现在，当病情处于稳定时期，除了过度激烈的运动之外是许可的。所谓过度激烈的运动，比如参加运动会的运动、马拉松、登山、远距离游泳等。而像自行车运动、一般性运动，以及在游泳池里适当地游泳都是可以的。对于病情稳定的肾脏病患者来说，其参照的标准是，以第二天不感到疲劳的生活与运动为宜。

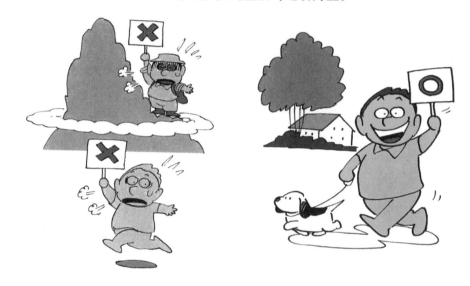

饮食疗法

第2节 基本原则是如何处理蛋白质的量和附加的食盐量

① 饮食疗法方式的变迁
从高热量、高蛋白转变为必要的热量、少量的蛋白

随着对肾脏病的认识，饮食疗法的内容也逐步发生着变化，进一步地联系理论与实例进行着变迁。把这种基于实例的医学，用最近流行的词汇表示就是"evidence based medicine"略称为EBM。30年前，肾病综合征的饮食是高热量和高蛋白。肾病综合征的治疗是住院中保持静养，同时服用副肾皮质甾体类药物。因为甾体类药物具有增加食欲的作用，所以患者的肾病综合征是治好了，但是人

也变成脸蛋圆润、大腹便便的体型了。另外，因为甾体类药物的副作用，暂时性糖尿病的危险性也很大。

而今天在肾病综合征的治疗上，不会给予必要之外的热量，蛋白质的量也开始减少。热量则控制在人体所必须的最低限度就足够了；多余的蛋白质会增加从尿液排出的蛋白质的量，反而会加大对肾脏的损害，这两点已经明确。这种饮食疗法的进步，在1980年进行的对糖尿病性肾病的动物实验的成果中，已经得到印证。

肾脏病的饮食疗法，如果严格执行，其效果是相当值得期待的。作为证据，在坚持（或者说是被动坚持）饮食疗法的动物实验中，饮食疗法对各种肾脏病的效果，都得到了验证。这种验证结果，是把动物分成进行饮食疗法的一组和不进行饮食疗法的另外一组，然后在它们之间利用统计学方法进行比较得出的，当然这种验证也会存在一定的误差。

可是，在生命无比珍贵的人的身上，却不能简单地进行这种饮食疗法效果的实验。因为对于人类来说，首先分为进行饮食疗法的一组，然后再分为不进行饮食疗法的一组，这种研究方法在人道主义上也是不被许可的。另外，即便对他们进行相同的饮食疗法指导，就算结果也能够对遵守饮食疗法和不遵守饮食疗法的两组人员进行比较，但是由于还可能存在加入的其他要素，所以也无法进行这种单纯的比较。也就是说，遵守饮食疗法的患者，大约生活上也比较注意，认真按时服药的可能性比较大；而不遵守饮食疗法的一组患者，其生活中和用药上都有很大可能不会严格按照要求进行。

② 饮食构成的处方
指导切实可行的柔和处方

与饮食和生活习惯相关的疾病，其治疗原理都很简单，但是实行起来却往往很难。对症状较轻的糖尿病患者，通过以限制热量为主的饮食疗法和运动疗法，应该可以很好地控制血糖，而实际上不少患者在这种治疗中的效果并不理想，甚至陷入需要口服原本多余的糖尿病药物的境地。而对于酒精肝患者来说，这种理论与实际的差距则表现得更为明显。在初期，如果能够坚持禁酒，此种肝脏病是会好转的，但是很多患者由于无法禁酒而逐渐发展成为肝硬化。但是肾脏病的饮食疗法，如果不能像以上疾病那般坚守，也不会出现那些不好的结果，但是如果可以坚守，其好处与效果是同样值得期待的。

在肾脏病的饮食疗法中，肾脏病医生会开出饮食构成的处方，然后由管理营养师指导具体的饮食内容。无论医生开出多么理想的饮食处方，如果没有实现的可能，也是不可能有效果的。因此具体的饮食疗法指导，在不同的医院多少都会存在一些差异。而严谨的医生，哪怕是实行起来比较困难，也会开给更加有效果的饮食处方。这个时候，就需要营养师的有力支持，除此之外当然患者本人和家人不懈的努力也是比任何东西都不可缺少的。在严格的饮食指导中，辅助食品的使用也是必不可少的，所以也会给日常生活带来很大的影响。首先就是，食物的味道会大打折扣，为了适应这种饮食生活，需要时间以及患者的努力。在外就餐也是肯定不允许的，所以在上班、上学的时候必须携带食疗的午餐饭，而且制作这样的饭食本身就是相当花费精力的。因为检验这种饮食实践是否有效也是很重要的，所以经常会进行24小时的蓄尿检查，通过尿液中的尿素氮来计算1日的蛋白质摄入量的方式。

由于严格的饮食疗法伴随如此之多的困难，所以也有像我这样的医生，为了患者能够实行起来，开给相对柔和一些的饮食处方。因为在我的心底有种想法，如果因为饮食疗法而给生活带来巨大不便，这种治疗本身也不符合患者的根本利益。无论多么有效的饮食疗法，如果无法实行，也就没有任何意义。当然对于那些自觉可以克服困难，愿意作出任何努力、期望得到效果更好的饮食疗法指导的患者，我们仍旧会开给严格的饮食处方。

③ 限制蛋白质的量
最严格时是在肾功能不全维持期内

肾脏病饮食疗法的基本处方就是有关蛋白质、附加食盐量的处方（图45）。因为会有部分热量（饮食中全部热量）体内无法消耗，所以原则上会提高一些摄入量，为每标准体重（千克）35千卡。糖尿病肾病的饮食处方比普通糖尿病饮食虽然稍微多些，但是为了控制血糖而需要进行热量限制，所以每标准体重（千克）为25~35千卡。而当胆固醇高时，要加入热量和脂肪量的限制。

肾脏病饮食中的蛋白质的量，因疾病种类和病期不同而不同。在进行透析治疗前的肾功能不全保持期内，蛋白质的限制最为严格，每标准体重（千克）为0.6~0.7克。甚至还有医生推荐更为严格的蛋白质限制，每标准体重（千克）为0.4~0.5克。但是这个时候，为了确保充足的热量，使用专用的辅助食品也是不可或缺的，只是饮食的种类受到了很大的限制。所以我们建议的是使用普通食材的饮食疗法，也就是把蛋白质控制在0.6~0.7克的处方。这样通过限制蛋白质的摄入，可以减轻肾脏的负担，具有缓解肾功能不全恶化的效果。

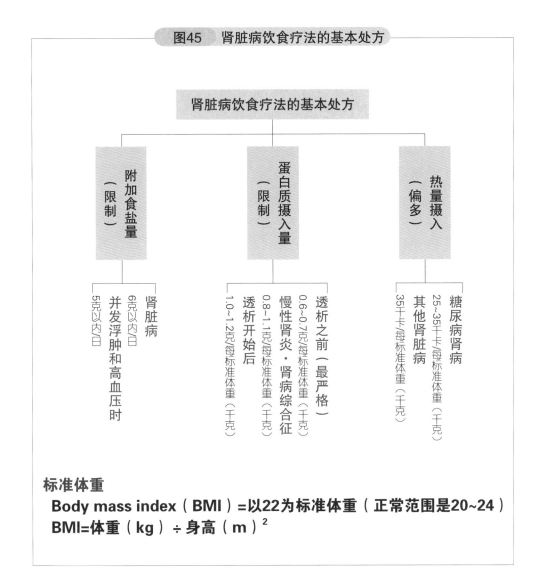

图45　肾脏病饮食疗法的基本处方

标准体重
Body mass index（BMI）=以22为标准体重（正常范围是20~24）
BMI=体重（kg）÷身高（m）²

　　即便是肾功能不全患者，当透析治疗开始后，蛋白质的量就会增加为1.0~1.2克每标准体重（千克）。这是因为透析治疗开始后，就没有必要防止肾脏功能恶化了，而且饮食疗法的主要作用开始转为防止肌肉的萎缩。

　　从透析治疗之后的生存率来看，蛋白质不足1.0克时，会出现生存率降低的结果（图46）。

　　对慢性肾炎和肾病综合征患者，通常都是开给中间的0.8~1.1克蛋白质的量的处方。因为这样既能减轻肾脏的负担，还能防止肌肉的萎缩。当肾功能（肾小球

73

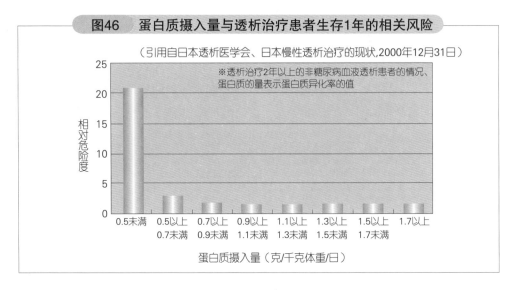

图46　蛋白质摄入量与透析治疗患者生存1年的相关风险

（引用自日本透析医学会、日本慢性透析治疗的现状，2000年12月31日）

※透析治疗2年以上的非糖尿病血液透析患者的情况、
蛋白质的量表示蛋白质异化率的值

纵轴：相对危险度

横轴（蛋白质摄入量（克/千克体重/日））：
0.5未满　0.5以上0.7未满　0.7以上0.9未满　0.9以上1.1未满　1.1以上1.3未满　1.3以上1.5未满　1.5以上1.7未满　1.7以上

过滤量）为正常值的四分之一时，其血检的肌酐值大约相当于227微摩尔/升，就需要给予把蛋白质降为0.7克以下的肾功能不全患者用饮食。

在肾脏病患者饮食中，盐的限制会因血压和浮肿的情况，或者是否服用利尿药而多少存在一定差异。所谓附加食盐量，就是不包含食材中本身所含的食盐量，即指在食物料理中添加的食盐量，但咸鲑鱼和干货中的盐属于附加食盐。肾脏病饮食的附加食盐量通常控制在6克以内。不过，当浮肿和高血压情况比较严重时，也会限制在5克以内。而对于无法习惯减盐饮食的高龄者，我想我们是否可以花点心思，比如暂时把食盐控制在7克以内的较为缓和的方式进行。

有关各种饮食的具体内容，请大家参照本书后半部分加入照片进行解说的食谱。而至于每个患者应该进行的饮食疗法处方，请遵照主治医生和负责的营养师的指导。

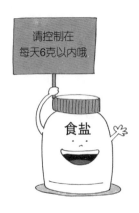

请控制在
每天6克以内哦

食盐

药物疗法
副作用有消极的一面
也有积极的一面

第3节

① 药物疗法的进步
需要进行透析治疗的时间得到推迟

　　肾脏病的药物治疗在近30年间，特别是近10年来得到了长足的进步。尽管治疗肾脏病的药物，不像心绞痛和胃溃疡药物那样给大家留下迅速见效的印象。这个无论是从患者自身的症状以及检查的结果都可以这么说。但是即便如此，从慢性肾炎和糖尿病发展到慢性肾功能不全，以及需要进行透析治疗的时间，和30年前相比，都已经大幅度地推迟。这些除了归功于对疾病的早期发现、饮食疗法等之外，药物疗法的奏效也功不可没。对慢性肾炎和糖尿病肾病原因的探究现在正处于进一步进行中，基于这些研究成果而研发的新药也有可能在近期投入使用，我们可以预想到在不久的将来，需要进行透析治疗的患者人数肯定会减少下去。

② 副作用有益的药
活用万艾可和生发剂RiUP的副作用

　　慢性肾脏病由于其病情发展过程较长，所以需要常年不间断地服药。尽管我们向患者进行了这样的解释，但是还是有不少患者担心药物的副作用。因此，我们就药物的副作用进行一些解释。

　　药物有主作用（英语：main effect）和副作用（英语：side effect），副作用是指固有目的之外的次要作用。而一提到副作用，大家立即就会浮现出坏的印象。带来消极影响的副作用，用英语表达是adverse effect，即有害副作用（图47）。其实，药物的副作用，有的对身体来说也是有益的。就是说，在副作用中，也分为好的副作用和坏的副作用。

　　作为有益的副作用代表药物，有大家耳熟能详的万艾可（伟哥，勃起功能障碍治疗药）和RiUP（生发剂）。万艾可本来是为治疗心绞痛开发的药，可是在研制过程中发现其有促进勃起的副作用，于是中止了本来的研究目的，而转为利用这种副作用开发出了这种新药。RiUP原来是在欧美销售的降压药，但是其副作用是导致多毛，在今天已经只作为生发剂进行广泛销售了。

肾脏病治疗药中，也有的本来就是该药的副作用，后来干脆作为主作用而被使用的。该药属于在后面要说的血管紧张素转换酶抑制类降压药物的一种。这种药在现在的肾脏病治疗领域中，作为肾脏保护药比起作为降压药来说更加有名。发现其具有肾脏保护作用的机缘巧合，是仙台社会保险医院副院长田熊先生的研究成果，并发表在*New England Journal of Medicine*这一世界级超一流杂志上。如果简单地归纳其内容的话，就是当对有高血压的肾病综合征患者使用血管紧张素转换酶抑制药时，出现尿液蛋白含量减少。这种蛋白质减少的效果就是很好的副作用。以这篇论文为契机，全世界都展开了对这个领域的研究，主要也推动了对糖尿病肾病的病因的认识和了解。

下面我们讲一下在慢性肾脏病治疗中使用到的主要药物。副作用方面，由于几乎所有药物都可能少数存在的肠胃障碍、轻微的肝脏障碍、轻微的肾脏障碍等，我们在解说时就先略去不谈。

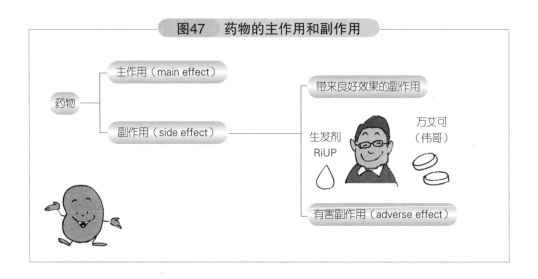

图47 药物的主作用和副作用

降压药（降低血压药）
1

把血压控制在适当水平以抑制发病与病情恶化

【作用与对象疾病】慢性肾炎、糖尿病肾病和高血压本身都会导致肾硬化病

肾脏病大多会并发高血压，对于慢性肾炎和糖尿病肾病患者来说，高血压是促使肾功能降低的最大原因，这一点已经得到明确。高血压本身，也是肾硬化病的主要致病原因之一。因此针对这些肾脏病，通过适当地控制血压，以抑制肾脏病的发病和恶化为目的，而普遍使用降压药。

特别是前面提到的血管紧张素转换酶抑制药（简称为ACE抑制药），其对糖尿病肾病的发病和控制病情发展，具有很好的效果，这个已经得到大家的广泛认可。通过选择性地降低肾小球内的血压，从而达到减少尿液蛋白量和抑制肾功能降低的目的（图48）。最近的研究结果显示，其对慢性肾炎也同样具有相同的效果，所以已经被广泛使用。很多研究还发现，随后开发的血管紧缩素Ⅱ受体拮抗药（简称为ARB），和ACE抑制药具有相同甚至更好的治疗效果。

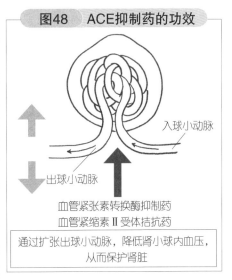

图48　ACE抑制药的功效

入球小动脉

出球小动脉

血管紧张素转换酶抑制药
血管紧缩素Ⅱ受体拮抗药

通过扩张出球小动脉，降低肾小球内血压，从而保护肾脏

ACE抑制药和ARB除了具有这种保护肾脏的功效之外，还能抑制心脏肥大和动脉硬化的恶化，其减少糖尿病新发患者的效果也受到关注。

因为具有这样的效果，所以在日本肾脏学会主导制定的慢性肾脏病诊疗指导中，对慢性肾脏病的治疗，应该首选ACE抑制药和ARB这样的降压药。不过，就像在后面还要进行描述的那样，由于其具有副作用的风险，以及血压降低作用稍弱，所以不一定一开始就使用。

除此之外，降压药还有几个种类。主要有钙拮抗药、β遮断药、α遮断药、交感神经遮断药、血管扩张药、利尿药。要根据每一种药物的特性来区分使用，但是可以说效果缓慢、药效持久的药物方便用于肾脏病的治疗。而这些恰是体现一个肾脏病医生水平的地方。钙拮抗药中有不少降压效果强烈、作用舒缓的药物，所以被频繁用于慢性肾脏病的治疗。但是，由于也有的药物会升高肾小球内压，所以大多数情况下都是与ACE抑制药和ARB一同服用。

在慢性肾脏病患者中，经常可以看到具有严重高血压的情况。因此，很多时候都是搭配使用2~3种作用顺序不同的降压药。其搭配方式，通常都是使用ACE抑制药或者ARB、钙拮抗药、利尿药中的2~3种。

血压的目标值为在医院中测定的130/80毫米汞柱，蛋白尿每日1克的患者中为125/75毫米汞柱。不过需要注意的是，像血压为200/110毫米汞柱的重度患者，要把血压在数日或者1周内就降到这样的目标值时，其肾功能的急剧恶化是不可避免的。所以对待这样的患者，需要花费4周到8周的时间，把血压缓慢地降低到标准值，当然也存在不少无法降低到标准值的病例。另外一个注意点是，血压的控制现在是以医院测定血压来进行评价的。因为我们发现，有超过6成的患者在自家测量的血压峰值会比医院测定值低10~30毫米汞柱。这种情况一般被称之为"白衣高血压"。这是因为一旦前往医院，本人就会不自觉地紧张。而医生想要给增加药量时，有的患者就会婉拒："因为我在自家测量时的血压比较低，所以不用了"。在家时的收缩压如果为110~120毫米汞柱的话，哪怕低值为100毫米汞柱时，如果没有自觉症状，也不算血压过低。而头晕或者起立时目眩等症状，很大的可能是因为供给大脑的血流不足引起的，所以如果有这些症状，可能就是降压过度了。但是，如果没有这些症状，哪怕在家时收缩压为100毫米汞柱，也无需担心。

相反，也有2成左右的患者，在自家测量时血压偏高，而到医院测量却处于正常范围。这个被称作"假面高血压"，就看医生是否能觉察出来这种高血压了。

【副作用】因过剩的药效作用而导致血压过低会引发危险

如果能够恰当地使用降压药，对肾脏病的治疗是非常有效的。而一旦搞错使用方式，反而会引起肾脏病恶化。与副作用相比，因药效过剩而引发的损害情况更为普遍，其中最大的问题就是引起血压急剧降低。

当血压上下起伏时，为了避免给肾脏功能带来影响，肾脏本身就具有自动调节能力。只是这种调节功能有个极限，而血压的上升或者下降一旦超过这个极限，肾功能就会遭受损害。对于有高血压的患者，这种调节能力的极限，无论是对血压的峰值还是谷值，都比健康人来说容易向血压偏高方向发展。因此，对血压高的肾脏病患者使用降压药时，其血压降低的幅面就很大，而对于血压正常的患者来说，可能就会发生因为血压过低而导致肾功能恶化的情况。

此外，在恶性高血压这种肾脏病患者中，如果不早日进行降压，不仅肾功能会急剧恶化，而且还有发生脑出血和视力降低的危险。尽管这个时候的确有必要及早降压处理，但是如果血压降低的幅度过大，也是很危险的。

ACE抑制药或者ARB对肾脏病治疗特别有效，但问题是这些药的使用方法比较困难。如果把这些药用于肾功能恶化的患者，反而会促使肾功能进一步恶化，

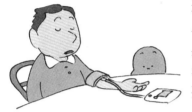

还会伴随升高血液钾含量的危险。而相反的是，尽管暂时性地导致肾功能恶化，但是长期来看却具有防止肾功能恶化的效果。因此，对肾脏病患者的高血压治疗，特别是对重症高血压患者，需要医生具备充分的知识和经验。

② 利尿药
增加尿液中的钠以及水分的排泄

■■■【作用与对象疾病】对象的症状是浮肿、高血压、心力衰竭、胸水、腹水等

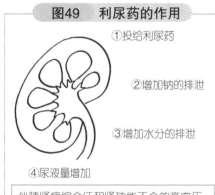

图49　利尿药的作用

①投给利尿药

②增加钠的排泄

③增加水分的排泄

④尿液量增加

伴随肾病综合征和肾功能不全的高血压，以及伴随浮肿的慢性肾炎患者服用

利尿药能增加钠向尿液的排泄，其次还具有增加水分排泄的作用，最终结果是尿液量增加（图49）。因此，其对象是体内蓄积的钠和水分，对象疾病症状表现为浮肿和高血压、心力衰竭、胸水（在肺和胸部之间蓄积的水分）、腹水（在腹腔内蓄积的水分）。用于伴随肾病综合征和肾功能不全的高血压患者，以及伴随浮肿的慢性肾炎等患者。也许有不少医生都存在误解，其实使用利尿药后即使尿量增加了，也未必就能说肾功能好转。

■■■【副作用】因用量过剩而有造成脱水症或者低钠血症、低钾血症的危险

尽管不属于副作用，但是如果过量使用，除了会引发脱水症之外，还有引起低钠血症和低钾血症这样血清电解质异常的危险。脱水症的初期症状是起立性低血压，迅速起立时或者长距离站立行走，血压就会下降，所以会引发脑贫血症状。在泡澡后站立时，会感到身体摇晃和眼前发黑。以瘦身为目的而长期服用利尿药，有引发假性巴特综合征的危险，关于这一点，我们在第2章第5节已经谈到过。

3 口服活性炭
同除臭剂拥有同样微粒子的活性炭

【作用与对象疾病】在肠内吸附毒素后随大便排泄

冰箱中的除臭剂就是活性炭。这种药是以和除臭剂有相同微粒子的活性炭进行内服使用的（图50）。其具有吸附肠道中的肌酐、尿素、吲哚化合物等毒素的作用，然后活性炭和所吸附的物质一起随大便排泄。因为这些毒素会经由肠道被微量地吸收到血液中去，所以这样做的目的就是减少吸收。治疗对象为肾功能不全患者，通过内服这种药物，血液中的毒素会一点点地减少，进而改善体内蛋白质的代谢，最终结果是肾功能不全的恶化速度变慢，对不同患者来说，多少能够发挥改善肾功能的效果。

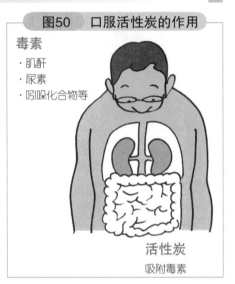

图50　口服活性炭的作用

毒素
·肌酐
·尿素
·吲哚化合物等

活性炭
吸附毒素

【副作用】不会经由肠道吸收到血液中去 所以没有副作用的担心

因为这种药物不会经由肠道被吸收到血液中去，所以无需像普通药物那样担心其副作用。只是由于活性炭进入肠道之中，有时会有腹胀感和引起便秘。

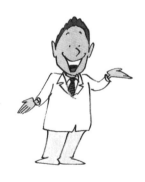

4 降胆固醇药
降低血液中的胆固醇

【作用与对象疾病】适用于因肾病综合征而导致血液胆固醇高的患者

这种药具有降低血液中胆固醇的作用。其主要对象是因肾病综合征而导致血液中胆固醇含量非常高的患者，但是也会用于肾硬化病患者，以起到预防动脉硬化的目的。而对于难以治愈的肾病综合征，可以通过降低胆固醇这一直接作用，以及介入加强副肾皮质甾体药和免疫抑制药效果的作用，间接地发挥减少尿液蛋白量的效果，改善肾功能降低的状况。

【副作用】明显的副作用是肌肉障碍（横纹肌溶解症）

不同的药物种类，存在不同的有害副作用，但是症状比较明显的以因氯贝特（fibrate）类药剂和斯他汀（Statin）抑制素而引发的肌肉障碍（横纹肌溶解症）最为有名（图51）。

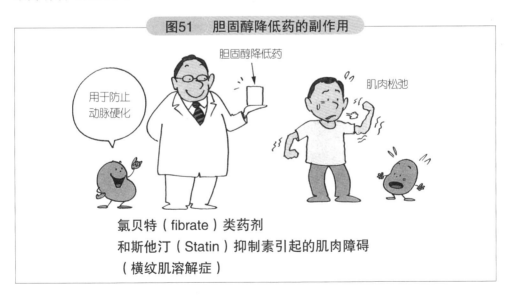

图51　胆固醇降低药的副作用

5 降尿酸药
降低血液中的尿酸

【作用与对象疾病】由于肾功能不全和利尿药的副作用而导致高尿酸血症

血液中的尿酸，是由细胞核的主要成分核酸分解生成，并排泄到尿液中去。因血液中尿酸增加（高尿酸血症），而在关节引发的疾病叫做痛风。由于肾功能恶化和利尿药的副作用而导致引发高尿酸血症。一般认为这种高尿酸血症很难引发痛风，但是会引发肾脏结石，以及在肾脏自身导致尿酸蓄积从而加重肾功能障碍。降尿酸药主要目的是降低血液中的尿酸含量，从作用上又可以分为两种，一种是增加尿液的尿酸排泄能力类药物，另外一种是减少尿酸生成类药物（图52）。肾脏病患者中，对因肾功能不全或者利尿药的副作用而引发的高尿酸血症患者，使用降尿酸药。通常对肾功能不全患者，使用后者的抑制尿酸生成类药物。

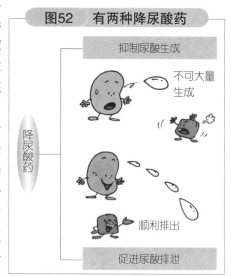

图52　有两种降尿酸药

抑制尿酸生成

不可大量生成

降尿酸药

顺利排出

促进尿酸排泄

【副作用】因为存在死亡的个例　所以需要充分遵从主治医生的说明

增加尿酸排泄类的药物，有可能因引发急性肝炎而导致出现死亡的事故，在使用时要多加注意。不过，由于这种药物在全世界范围内大约有几千万的患者在使用，因此可以说这种重度的有害副作用发生的概率还是非常之低的。使用这种药物时，请从主治医生那里听取充分的解释说明。另一方面，抑制尿酸生成类药物，有时也会引起造血功能障碍，导致贫血，引发皮肤炎症等。

6 副肾皮质甾体类
在考虑给患者带来的好处与损失的平衡的前提下使用

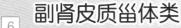

【作用与对象疾病】针对肾病综合征和病情发展迅速的慢性肾炎患者

这种药主要用于肾病综合征和病情发展迅速的慢性肾炎患者。这是一种在肾活检中，增殖性变化在肾脏主体中很少发生硬化性变化的药物类型。也用于防止肾脏移植后的排异反应。对适合使用甾体类药物的患者如果能够使用合适的剂量，效果是非常显著的，但是也需要注意其副作用。通常情况下，特别是当剂量较大时，可以通过肾活检确认是否有效后再使用。如果对效果不明显的患者使用，不仅不会达到预期效果，而且只会带来有害作用，最终给患者带来伤害。决定使用甾体类药物时，要充分考虑到对患者来说，这种药效带来的好处以及因有害副作用导致的损失之间的平衡，然后再决定是否使用（图53）。如果一味地害怕药物的副作用，那么就存在本来可以好转的疾病也不会好转的危险。

图53　考虑效果与副作用的平衡

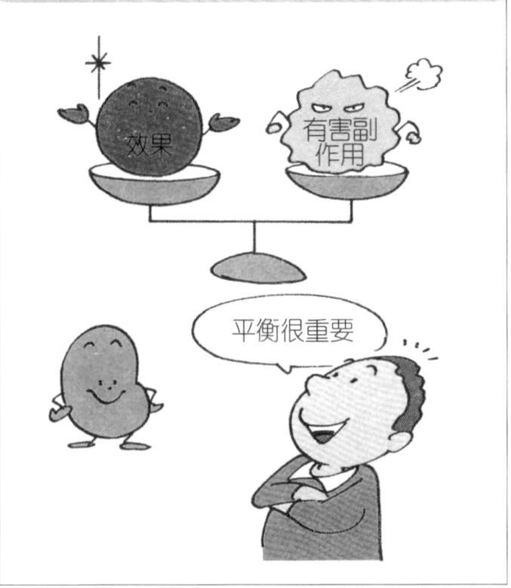

效果

有害副作用

平衡很重要

【副作用】用量大会使免疫受到强烈抑制　导致对感染症的抵抗力下降

甾体类药物的主要作用是控制炎症、抑制免疫，但是当剂量较大时，免疫会受到强烈抑制，因此导致对感染症的抵抗力降低。通常甾体类药物的这种副作用被称之为易感染性，实际上只不过是药物的主要作用过于强烈而造成的后果。如果体内过剩的免疫得到抑制，而必要的免疫能够维持，是最理想不过的了，但是实际情况是常常不得不有一方被牺牲掉。

除此之外，还有暂时诱发糖尿病的危险、并发胃溃疡的危险、精神抑郁的危险等有害副作用。与之相反，还有心情亢奋、睡眠质量不高、在脸部和腹部皮下脂肪堆积(尽管程度因人而异，但是属于必发的副作用)、食欲亢奋、脸部和背部出现痤疮（这种可能性很高）等有害副作用，不过这些副作用的危险性都不大。

TOPICS（话题）

其有效性在世界上已见报道
对IgA肾病进行间歇疗法的有效性

　　近期，对IgA肾病患者，先用手术切除其咽喉的扁桃体，然后投给大量点滴疗法（间歇疗法）进行治疗的有效性的报告，在世界各国频见报端，在日本也进行了相关尝试。这是一种可见血尿和蛋白尿减少或消失，以及肾功能得到改善的有前景的疗法。但是它也存在复发的问题，而且在日本尚未列入医保范围。在有肾脏内科的医院里，这是一种已经在大量进行的治疗方式，所以如果患者感兴趣的话，不妨和你的主治医生商量。

　　（译者注：间歇疗法Pulse Drug Therapy，是服药和停药时间周期进行的一种治疗方法。适用于药效可以在体内持续一定时间的情况。这样的话，服药期间缩短，能够有效控制副作用。同时还有在间质性肺炎、类风湿关节炎、胶原病等症状急剧恶化时，短期集中地大量服用甾体类药物）

7 免疫抑制药
抑制肾脏移植时的排异反应和体内过剩的免疫反应

【作用与对象疾病】对象是因难以治愈的肾病综合征、全身性红斑狼疮而引发的肾炎等

　　肾脏移植后，机体会对移植过来的肾脏产生免疫反应，从而引起排异反应。同时，有很多肾脏病的病因，与体内过剩的免疫现象相关。为抑制这些免疫反应，需要使用免疫抑制药。其对象是肾脏移植后，以及因难以治愈的肾病综合征、全身性红斑狼疮而引发的肾炎、肺肾症候群等。

【副作用】对感染症的抵抗力降低以及可能诱发癌症

　　免疫抑制药给身体带来的最大有害作用是，对细菌、病毒、霉菌等感染症的抵抗力降低，以及有可能诱发癌症。即使体内出现癌症萌芽，如果自身免疫正常，是有可能通过免疫力把癌症消灭在萌芽状态的。一般认为哪怕是健康人群，年龄到一定阶段后，这种事情也会偶尔发生。因为服用免疫抑制药而导致免疫力降低，自身的免疫力就不能消除萌芽状态的癌症，那么癌症就会开始发育。这些有害作用，并不是免疫抑制药的副作用，而是超过预期的主要作用。

　　免疫抑制药的量一旦过剩，就容易引发这些有害作用。但是如果因为害怕有害作用而减少剂量，又无法达到本来的治疗目标，所以难点就在于如何把握药物

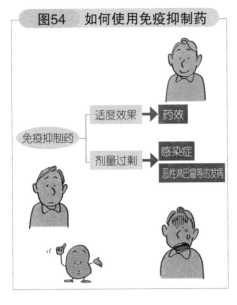

图54　如何使用免疫抑制药

免疫抑制药 —— 适度效果 → 药效

免疫抑制药 —— 剂量过剩 → 感染症

恶性淋巴瘤等的发病

的剂量（图54）。在肝脏移植后排异反应的治疗中，因免疫抑制药过剩还会出现以下情况：在肠道出现非良性淋巴瘤（白细胞的一种淋巴癌），而减少剂量的话，恶性淋巴瘤就会消失。

除此之外的有害副作用，还有引起造血能力降低、贫血和白细胞减少、血小板减少的危险，引起间质性肺炎的危险、出血的膀胱炎的危险、精子数量减少的危险、脱发的危险等。

免疫抑制药是在肾脏移植中必不可少的治疗药，并且针对单独使用副肾皮质甾体类药物无效的重症肾脏病时，通常使用免疫抑制药比较有效，所以不能只是一味地担心其副作用。当然，在听取医生的详细说明并能够接受后再进行治疗，这一点是非常重要的。

8　抗血小板药（血小板功能抑制药）
抑制因血小板而引起的血液凝固

【作用与对象疾病】具有中和血液中活性氧的作用

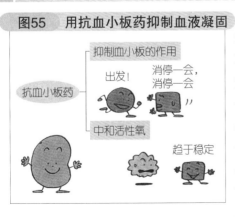

图55　用抗血小板药抑制血液凝固

抗血小板药 —— 抑制血小板的作用

出发！　消停一会，消停一会

抗血小板药 —— 中和活性氧

趋于稳定

这种药物具有抑制因血小板而导致血液凝固的作用。慢性肾炎恶化的过程中，有与肾脏肾小球中的血液凝固相关的因素。因此，以抑制这种情况出现为目的而使用抗血小板药。除了抑制血小板的功能外，还具有中和血液中的活性氧这种有害物质的作用，这一点也为大家所熟知（图55）。对轻度慢性肾炎患者，多数是单独使用这种药物，而对中度以及重度患者，还会与其他药物合用。

【副作用】大量使用会导致出血时难以止住

剂量过多的话，当身体出血时就会很难止住，而且还有引起鼻血、齿龈出血、皮下出血等危险。像潘生丁这种药物，有时还会引起头痛。这种药物本来是作为心肌梗死治疗药具有扩张毛细血管的作用，而引起的头痛是因为脑部的动脉扩张，其实这也不是副作用，而是超出预期的主要作用。

9 抗凝血药
抑制在肾小球内发生血液凝固

【作用与对象疾病】以难以治愈的肾病综合征和急速发展性肾炎为对象

如同在抗血小板药中解释的那样，慢性肾炎恶化的过程中，有与肾脏肾小球中的血液凝固相关的因素。因此，以抑制血液凝固为目的而使用抗凝血药。对住院患者，会给与肝素注射治疗，而对门诊患者进行内服华法林治疗（图56）。其对象是难以治愈的肾病综合征和急速发展性肾炎，是一种通常与副肾皮质甾体类药物和免疫抑制药共同使用的药物。

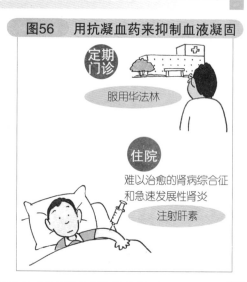

图56　用抗凝血药来抑制血液凝固

定期门诊
服用华法林

住院
难以治愈的肾病综合征和急速发展性肾炎
注射肝素

【副作用】和抗血小板药一样 大量使用时会引发出血

使用过量时，其引起出血的状况与血小板功能抑制药相同，这个也不是副作用，而是过量使用所造成的主要作用的体现。

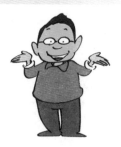

透析治疗

第4节　陷入慢性肾功能不全
就要持续地进行透析治疗

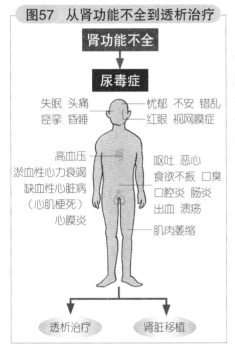

图57　从肾功能不全到透析治疗

肾功能不全

尿毒症

失眠　头痛
痉挛　昏睡

忧郁　不安　错乱
红眼　视网膜症

高血压
淤血性心力衰竭
缺血性心脏病
（心肌梗死）
心膜炎

呕吐　恶心
食欲不振　口臭
口腔炎　肠炎
出血　溃疡

肌肉萎缩

透析治疗　　肾脏移植

　　因为肾脏病而导致肾脏功能恶化，陷入肾功能不全的境地，甚至会因为体内废弃物堆积、电解质异常、水分蓄积而致死，那么此时就有必要进行透析治疗或者肾脏移植（图57）。对慢性肾功能不全患者来说，透析治疗是此后需要一直持续不断的治疗，而对急性肾功能不全患者来说，是在肾功能恢复前所进行的一种暂时性治疗（具体参照第2章第5节）。肾脏移植，是针对慢性肾功能不全患者进行的一种治疗方式。首先要接受透析治疗，之后才能进行移植。

透析治疗

利用扩散现象去除血液中的废弃物和多余水分

　　透析治疗在因尿毒症而濒临致死状态时进行，有血液透析和腹膜透析两种。血液透析时，使血液在体外循环，在通过人工肾脏（血液透析器）时，去除血液中的废弃物和多余水分。腹膜透析时，从肚脐下的腹部把硅胶制作的导尿管插入腹腔内，然后从导尿管输入腹膜透析液，通过腹膜去除废弃物和多余水分（图58）。

　　多余水分的去除，在血液透析中是通过降低透析液一侧的压力，而从血液中除去水分的。而在腹膜透析中，因为透析液的渗透压较高，可以从血液中移走水分。

　　无论是血液透析还是腹膜透析，与本来的肾脏功能相比，其去除废弃物和水

图58　腹膜透析治疗

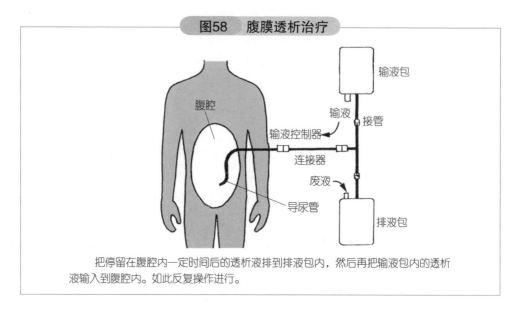

腹腔

输液包

输液

接管

输液控制器

连接器

废液

导尿管

排液包

把停留在腹腔内一定时间后的透析液排到排液包内，然后再把输液包内的透析液输入到腹腔内。如此反复操作进行。

分的能力都极低，同时也缺乏自动调节能力。在这些治疗中，也没有自动调节血压的能力，没有制造红细胞生成素这种造血激素的能力。因此，对接受透析治疗的患者的生活起居限制虽说没有那么严格，但是饮食疗法和水分的限制还是必要的，也需要进行各种药物治疗。

肾脏移植

在肾脏移植中，有从血亲中提供的活体肾移植和死者爱心捐献的器官。在脏器移植中，其血型和组织适合抗原（白细胞类型）原则上需要一致。

肾脏移植手术技术本身比较简单，但是需要具备充分的预防术后排异反应的知识和经验。预防排异反应的治疗需要一直进行。

第 **4** 章 ···

搭配自由的
肾脏病菜单

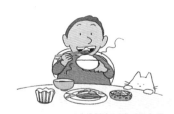

肾脏病饮食的基本原则是控制盐和蛋白质，适量摄取能量。根据病情的进一步发展，也有可能不得不进行控制钾和磷的摄入，以及水分的摄取。

本章要介绍的菜单，就是在严格遵守这一基本原则的前提下而进行的多种饮食搭配。

本书中热量1千卡=4.184千焦

西式

德国吐司和白干酪色拉

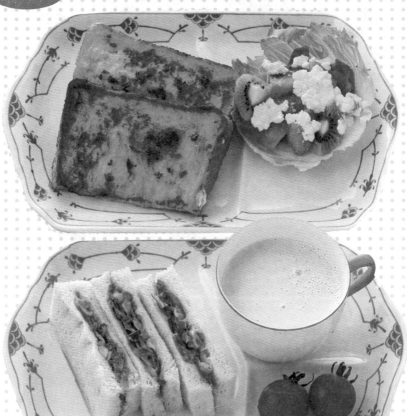

炒蔬菜三明治和鸡蛋奶昔

烤面包和酸奶色拉

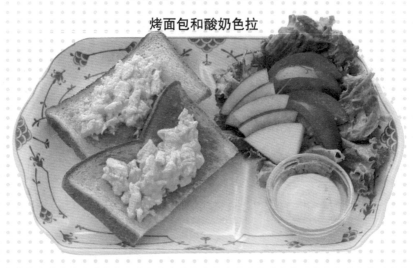

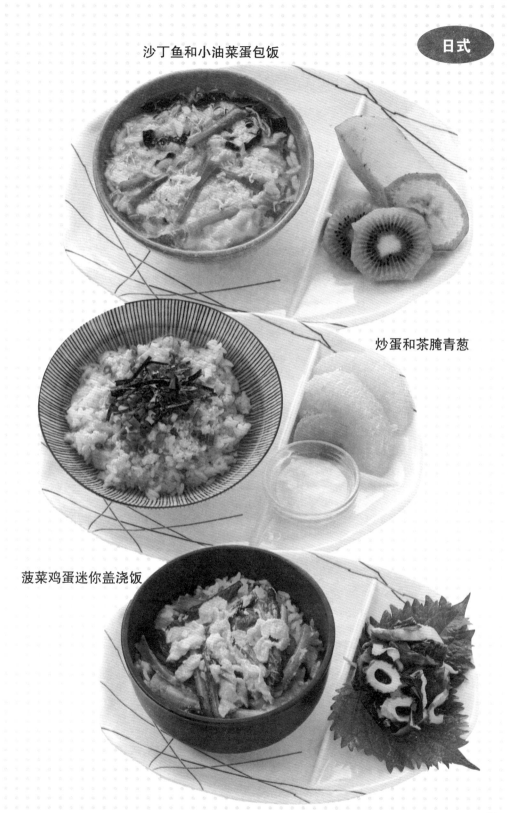

沙丁鱼和小油菜蛋包饭

炒蛋和茶腌青葱

菠菜鸡蛋迷你盖浇饭

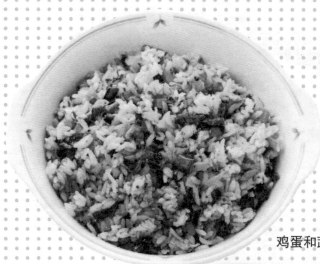

鸡蛋和蔬菜咖喱炒饭

中华什锦盖浇饭

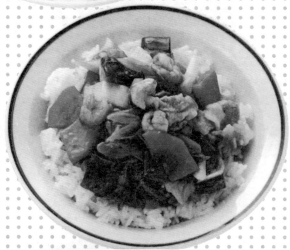

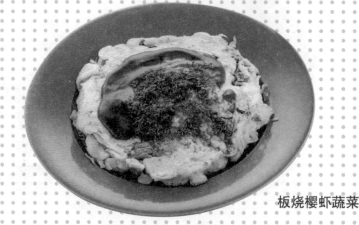

板烧樱虾蔬菜

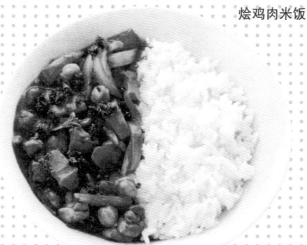

烩鸡肉米饭

炒豆腐盖浇饭

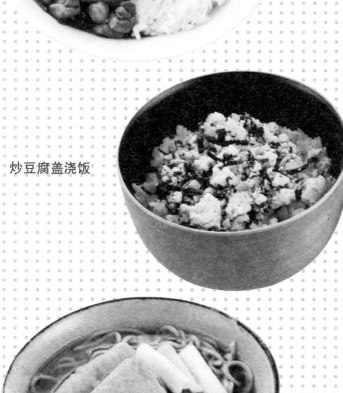

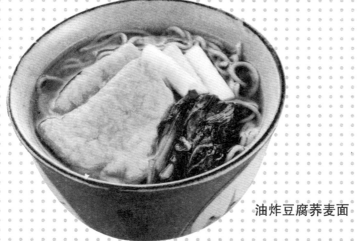

油炸豆腐荞麦面

油煎豆腐什锦蔬菜

原料	大约标准	分量
老豆腐	1/4块	90克
面粉	1小勺	3克
芝麻油	1小勺半	6克
生姜	少许	5克
胡萝卜		15克
青葱		15克
鲜香菇		10克
高汤或者水	半杯	100毫升
A 酱油	2/3小勺	4毫升
白糖	半小勺	1.5克
B 淀粉	半勺或1小勺	4克
水	2小勺	10毫升

做法

①豆腐控水后，沾上面粉。
②生姜切碎，胡萝卜、青葱、鲜香菇切成条状。
③在平底锅中将半勺芝麻油加热，放入①的豆腐，两面煎后装盘。
④再次在平底锅中将1小勺芝麻油加热，放入②的蔬菜炒，加入高汤。
⑤用A进行调味，把B的淀粉和水勾芡，浇到③的油煎豆腐上。

建议

如使用嫩豆腐，可以减少1.5克的蛋白质。

油煎炖南瓜

原料	大约标准	分量
南瓜		80克
柿子椒	3~5个	20克
油	1小勺	4克
高汤或者水	2~3大勺	30~45毫升
A 白糖	1小勺	3克
酱油	2/3小勺	4毫升
料酒	1小勺	5毫升

做法

①将南瓜外皮洗净，切成2.5厘米块状，在热油的平底锅里煎南瓜的切面。
②把①转移到锅里，加入高汤和调味料A，等南瓜稍微变软时，放入柿子椒后煮熟。

建议

想控制钾的摄入时，把南瓜切好后放入水中浸泡10分钟左右，控水后烹饪。

朝鲜凉拌黄瓜

原料	大约标准	分量
黄瓜	半根	50克
朝鲜泡菜		20克
醋	1/3小勺	2毫升
炒芝麻	1/3小勺	1克

做法

①黄瓜切成薄薄的圆片，放入醋。
②将朝鲜泡菜撕成小片。
③将②和炒芝麻放入①的黄瓜中拌均匀。

建议

使用盐较少的朝鲜泡菜，如果盐较多，稍微绞干卤汁后再使用为佳。

油煎豆腐什锦蔬菜

热量
174千卡
蛋白质
7.5克
脂肪
10克
盐
0.7克
钾
284毫克
磷
151毫克

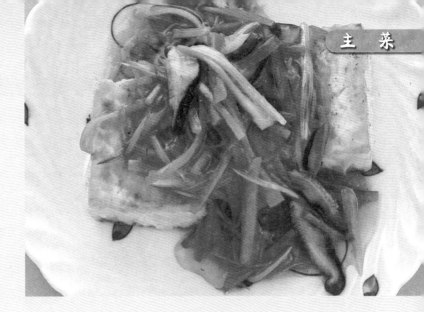

油煎炖南瓜

热量
145千卡
蛋白质
2.3克
脂肪
4.3克
盐
0.6克
钾
449毫克
磷
47毫克

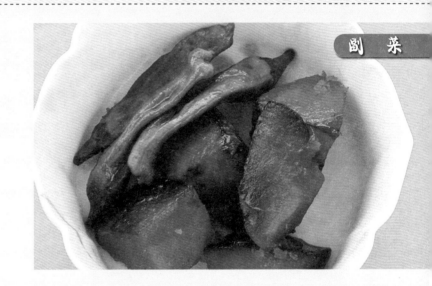

副　菜

朝鲜凉拌黄瓜

热量
26千卡
蛋白质
1.4克
脂肪
1克
盐
0.4克
钾
174毫克
磷
37毫克

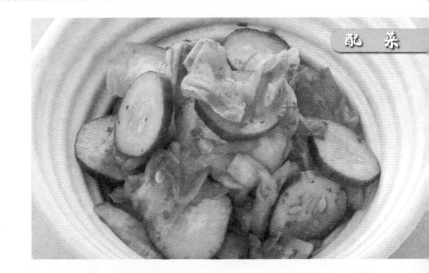

配　菜

油炸什锦卤汁豆腐

原料	大约标准	分量
老豆腐	1/4块	90克
油（油炸用）		适量
干香菇	半小勺	1克
洋葱		20克
胡萝卜		20克
青葱		10克
煮熟的银杏		2个
泡干香菇汁	半杯	100毫升
A ┌ 白糖	1小勺	3克
├ 酱油	1小勺	6毫升
└ 白酒	1小勺	5毫升
淀粉	3小勺	9克
水	2小勺	10毫升

做法

①豆腐稍微控水后，切成三片，沾上淀粉后油炸。
②干香菇泡水，和洋葱、胡萝卜一起切成1厘米见方。
③葱叶切成1厘米长，煮好的银杏切成两半。
④在小锅里倒入泡香菇的水，放入②后煮开。然后再加入③，用调味料A调味。
⑤用水和淀粉勾芡，浇到炸好的豆腐上。

建议

想控制钾的摄入时，把蔬菜切好后用水洗后再进行料理，那样，蔬菜中的钾就能减少15%~80%。

油煎土豆奶酪

原料	大约标准	分量
土豆		80克
油	半大勺	6克
奶酪（比萨用）		30克
盐	少许	0.2克
香芹碎末	少许	1克

做法

①土豆切成较粗的条状，过一下水后，放入笊篱中。
②用平底锅把油加热，炒土豆。
③当土豆变软时，拌入奶酪和盐。
④奶酪溶解，且菜色少许焦黄时，撒上香芹碎末。

法式生菜酱西兰花

原料	大约标准	分量
西兰花		40克
胡萝卜		20克
法式生菜酱	半大勺	6克

做法

①西兰花分成小块，胡萝卜切成薄薄的圆片。
②水煮①后，浇上法式生菜酱。

建议

高钾血症患者，要尽可能地把蔬菜切碎后焯水。

油炸什锦卤汁豆腐

热量
217千卡
蛋白质
7.2克
脂肪
11.8克
盐
0.9克
钾
307毫克
磷
133毫克

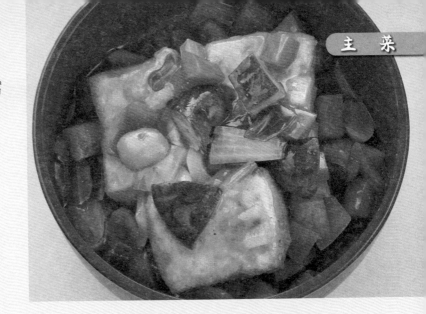

主 菜

油煎土豆奶酪

热量
230千卡
蛋白质
9克
脂肪
14.8克
盐
0.8克
钾
361毫克
磷
180毫克

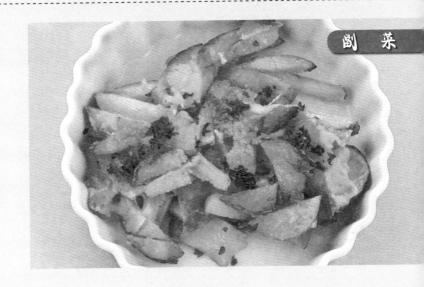

副 菜

法式生菜酱西兰花

热量
44千卡
蛋白质
1.8克
脂肪
2.7克
盐
0.2克
钾
198毫克
磷
41毫克

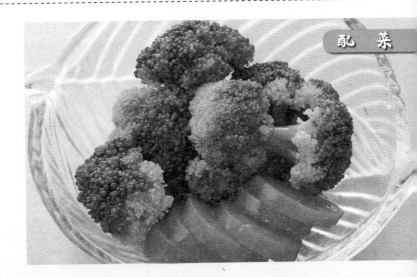

配 菜

大马哈鱼炸薯饼

原料	大约标准	分量
大马哈鱼（水煮罐头）		30克
煮土豆		60克
洋葱		10克
油	1小勺	4克
胡椒粉	少许	
A 面粉	1大勺	9克
水	2小勺	10毫升
面包糠	2大勺	6克
油	1大勺	12克

做法

①捣碎大马哈鱼后，用叉子一点点地涂抹到煮好的土豆上。
②洋葱切碎，用1小勺油炒。
③把①和②混在一起搅拌，然后撒上胡椒粉，做成两个扁平的圆饼。
④把A的面粉和水调和，浇到③上，再在其表面涂上面包糠。
⑤把1大勺油放到平底锅里加热，把④两面油煎。

建议

除了大马哈鱼之外，还可以使用青花鱼的水煮罐头、金枪鱼的油腌罐头等。

水煮过油豆腐

原料	大约标准	分量
过油豆腐		40克
嫩豌豆		20克
高汤	1/4杯	50毫升
A 白糖	2/3小勺	2克
酱油	2/3小勺	4毫升

做法

①把过油豆腐用热水浇后，切成一口大小。
②在锅里放入高汤和调味料A，加入①的过油豆腐和嫩豌豆。盖上盖子后煮到卤汁熬干。

建议

想要控制蛋白质摄入时，和嫩豆腐相比，更建议您使用过油豆腐。

豆酱芝麻拌秋葵

原料	大约标准	分量
秋葵	3根	30克
A 豆酱	1/3小勺	2克
捣碎芝麻	半小勺	2克
白糖	半小勺	1.5克
高汤	1小勺	5毫升

做法

①把秋葵去筋后，用热水焯30秒左右捞出再切成方便食用的大小。
②把A中的原料和调味料搅拌混合后，拌入①的秋葵。

建议

把秋葵换成四季豆也可以。

大马哈鱼炸薯饼

热量
314千卡
蛋白质
9.8克
脂肪
19.3克
盐
0.2克
钾
398毫克
磷
142毫克

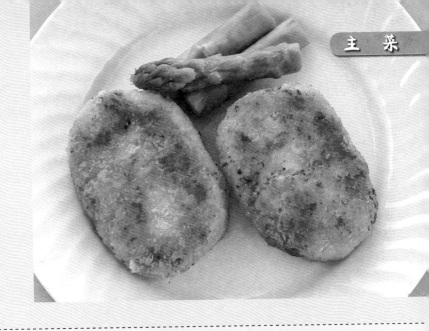

水煮过油豆腐

热量
92千卡
蛋白质
5.9克
脂肪
4.7克
盐
0.5克
钾
115毫克
磷
93毫克

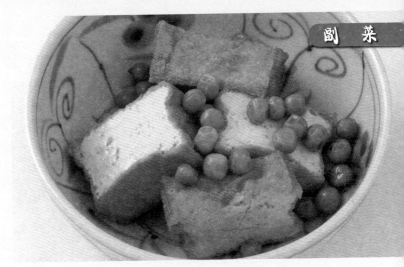

豆酱芝麻拌秋葵

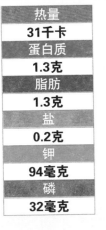

热量
31千卡
蛋白质
1.3克
脂肪
1.3克
盐
0.2克
钾
94毫克
磷
32毫克

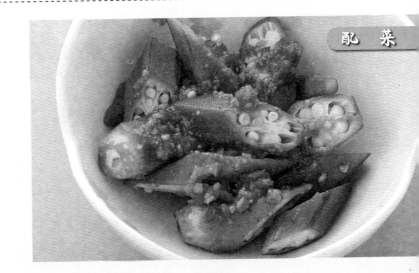

竹荚鱼和蔬菜炸饼

原料	大约标准	分量
竹荚鱼（去刺）		40克
生姜汁	少许	1毫升
胡萝卜		10克
鲜香菇		10克
青葱		10克
紫苏叶	1片	1克
A ⌈ 糯米粉	1大勺	9克
⌊ 天妇罗粉	1大勺	10克
水	1~2大勺	15~30毫升
油（油炸用）		适量
柠檬		1片
酱油	2/3小勺	4毫升

做法
①竹荚鱼切成细丝，浇上生姜汁。
②胡萝卜和鲜香菇切成较大块，青葱切成3厘米长。紫苏叶切成条。
③把A的粉类混到一起，放入水搅拌成糊状。
④把①、②放入③中拌匀后油炸。
⑤配上柠檬和酱油。

建议
除竹荚鱼之外，还可以使用沙丁鱼、大马哈鱼、秋刀鱼、马鲛鱼等。

黄瓜醋拌水煮章鱼

原料	大约标准	分量
黄瓜	约半根	40克
水煮章鱼（生食用）		20克
A ⌈ 白糖	2/3小勺	2克
｜ 酱油	半小勺	3毫升
⌊ 醋	半小勺	2.5毫升

做法
①黄瓜切成薄薄的圆片。
②章鱼切成3~5厘米宽幅的方便食用的圆形。
③调拌调味料A，拌入①、②后，使其入味。

建议
使用黄瓜烹饪前一般都是用盐腌渍后去水，但是如果使用调味料A进行浸泡，不仅能够入味，还能够减少盐的摄入。也可以放入切成丝的生姜。

红薯黄油烧

原料	大约标准	分量
红薯（连皮）		50克
无盐黄油		4克
蜂蜜	半小勺	4克

做法
①红薯连皮切成宽约6~7毫米的圆片，用保鲜膜包上后，放入微波炉加热约1分30秒。
②在平底锅里把黄油烧熔化，然后快速地煎一下①中红薯的两面，使其呈现焦黄色。
③浇上蜂蜜后装盘。

建议
因为红薯的钾含量较多，所以想控制钾的摄入时，请把红薯切薄后用水洗后再进行烹饪。

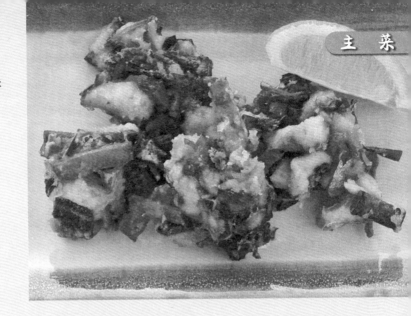

竹荚鱼和蔬菜炸饼

热量
204千卡
蛋白质
10.5克
脂肪
9.7克
盐
0.7克
钾
280毫克
磷
131毫克

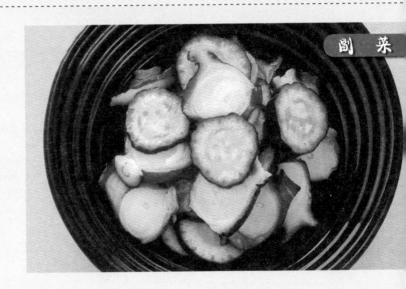

黄瓜醋拌水煮章鱼

热量
38千卡
蛋白质
4.5克
脂肪
0.1克
盐
0.5克
钾
148毫克
磷
44毫克

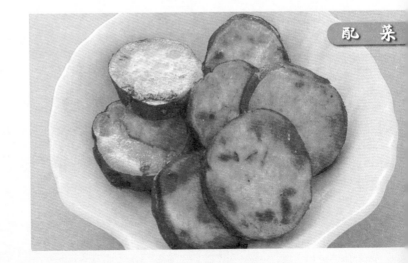

红薯黄油烧

热量
108千卡
蛋白质
0.6克
脂肪
33克
盐
钾
237毫克
磷
24毫克

沙丁鱼排煎烧

原料	大约标准	分量
沙丁鱼（去刺）		40克
生姜汁	少许	1毫升
牛蒡		10克
青葱		5克
淀粉	1小勺	3克
A ┌ 白糖	半小勺	1.5克
└ 酱油	半小勺	3毫升
白芝麻	1小勺	3克
芝麻油	半大勺	6克
水煮西兰花		30克

做法

①用刀把沙丁鱼连皮一起切碎，浇上生姜汁。
②牛蒡用水冲洗，青葱切成环状。
③把①和②混在一起，加入淀粉和调味料A后充分拌和，捏成3份。
④表面撒上白芝麻，在加热了芝麻油的平底锅里油煎两面。
⑤配上煮好的西兰花。

杂煮冻豆腐

原料	大约标准	分量
冻豆腐	半块	10克
高汤	半杯	100毫升
A ┌ 白糖	1或半小勺	5克
├ 盐	少许	0.3克
└ 酱油	1/3小勺	2毫升
胡萝卜		30克
四季豆		20克
高汤	3大勺	50毫升
B ┌ 白糖	1小勺	3克
└ 酱油	半小勺	3毫升

做法

①冻豆腐用热水焯一下后控去水分。
②把半杯高汤和调味料A调拌后放入①，煮到卤汁熬干。
③胡萝卜环切成6~7毫米宽，四季豆去筋，切成两截后，加入三大勺高汤和调味料B后再煮。

建议

冻豆腐1片约20克，每片的蛋白质含量为10克。

生菜玉米咖喱汤

原料	大约标准	分量
生菜		30克
玉米（糊状/罐头）		20克
水	3/4杯	150毫升
高汤宝（固体）	1/3个	1.3克
咖喱粉	1/5小勺	0.4克

做法

①用手把生菜撕成小块。
②把生菜、玉米放入锅内，加水后煮开。用高汤宝和咖喱粉上味。

建议

我们希望大家事先知道一点，莴苣、小型莴苣、食叶莴苣等，其钾的含量是生菜的2倍。

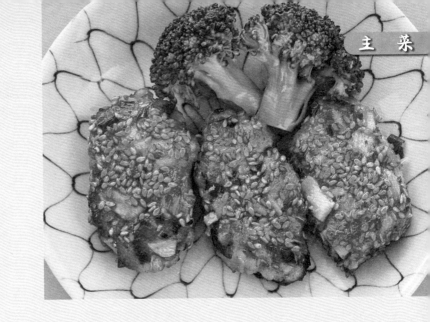

沙丁鱼排煎烧

热量
191千卡
蛋白质
10克
脂肪
13.3克
盐
0.5克
钾
250毫克
磷
143毫克

杂煮冻豆腐

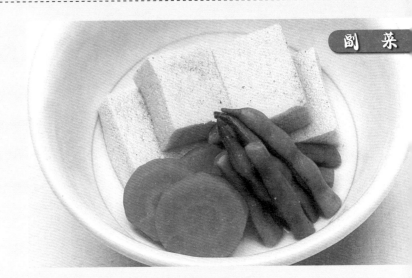

副 菜

热量
108千卡
蛋白质
6.7克
脂肪
3.5克
盐
1.1克
钾
195毫克
磷
137毫克

生菜玉米咖喱汤

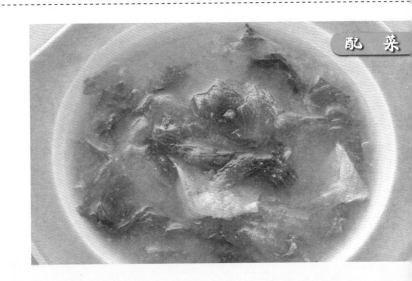

配 菜

热量
27千卡
蛋白质
0.7克
脂肪
0.3克
盐
0.7克
钾
102毫克
磷
19毫克

肉末青椒

原料	大约标准	分量
青椒	1~2个	50克
面粉	半小勺	1.5克
猪肉末		40克
洋葱		20克
A ┌ 盐	少许	0.3克
├ 胡椒	少许	
└ 面包糠	2小勺	2克
油	1小勺	4克
番茄酱	1小勺	5克
水煮土豆（带皮）		30克

做法

①把青椒从中间竖切成两半，在里面撒上面粉。

②洋葱剁碎连同猪肉末和调味料A一起放入碗中充分搅拌，然后塞进①的青椒内。

③在平底锅中把油加热，把②的肉末塞入一面朝下用油煎。当稍微焦黄后煎另一面。

④配上番茄酱和水煮后的土豆片。

蛋粒通心粉色拉

原料	大约标准	分量
通心粉（干）		10克
卷心菜		30克
胡萝卜		10克
煮蛋	1/3个	17克
A ┌ 法式生菜调味酱	半大勺	6克
├ 盐	一小撮	0.3克
└ 胡椒粉	少许	

做法

①通心粉用水煮透。

②卷心菜、胡萝卜快速煮一下后切成条。

③煮蛋切成碎粒。①和②拌和后装盘，在上面再撒上煮蛋碎粒。浇上调拌后的调味料A。

建议

高钾血症患者，通过把卷心菜、胡萝卜切后再水煮的方式，可以减少30%~50%的钾。

苹果葡萄干蜜饯

原料	大约标准	分量
苹果		120克
葡萄干		10克
A ┌ 蜂蜜	1小勺	7克
└ 水	1大勺	15毫升
肉桂粉	少许	

做法

①苹果连皮切成方便食用大小。

②在锅内放入苹果、葡萄干和A后水煮。苹果煮软颜色至半透明时关火，撒上肉桂粉。

建议

想减少钾的摄入，可以把苹果切开后用水泡一会儿后再煮。

肉末青椒

热量
189千卡
蛋白质
9.1克
脂肪
10.2克
盐
0.5克
钾
393毫克
磷
101毫克

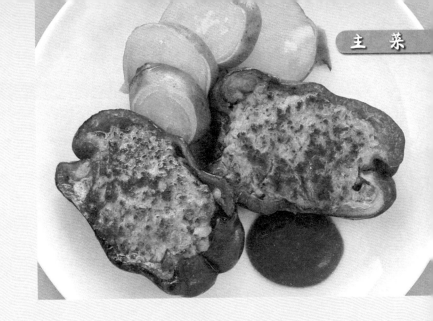

主菜

蛋粒通心粉色拉

热量
99千卡
蛋白质
3.9克
脂肪
4.4克
盐
0.5克
钾
129毫克
磷
54毫克

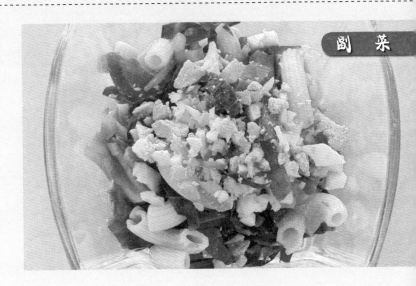

副菜

苹果葡萄干蜜饯

热量
116千卡
蛋白质
0.5克
脂肪
0.1克
盐
钾
207毫克
磷
21毫克

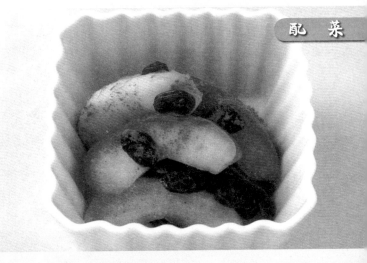

配菜

葱姜煮青花鱼

原料	大约标准	分量
青花鱼（去中刺）		40克
生姜	少许	5克
青葱		20克
A 白糖	1小勺	3克
酱油	2/3小勺	4毫升
白酒	1小勺	5毫升
水	2小勺	30毫升

做法

①在青花鱼的鱼皮表面用刀划几道。
②生姜切成薄片，青葱切成4厘米长的段。
③在锅内放入调味料A和水后煮开，分别放入①和②。
④盖上锅盖后煮开。

建议

青花鱼之外，也可以使用等量的青背沙丁鱼、秋刀鱼等替换。想控制钾摄入时，将青葱切圈并用水洗后再放入。

猪肉松煮芋头

原料	大约标准	分量
芋头		70克
A 水	1/4杯	50毫升
醋	半小勺	2.5毫升
高汤	1大勺	15毫升
猪肉末		20克
白糖	1小勺	3克
酱油	2/3小勺	4毫升
芝麻油	半小勺	2克
嫩豌豆（冷冻）		5克

做法

①芋头加入A，煮到变软后去掉汤汁。
②在锅内放入高汤、猪肉末、白糖、酱油，放到火上一边搅拌着煮到半干。
③放入①的芋头，再煮到卤汁快干时，加入嫩豌豆、芝麻油后调拌。

建议

芋头通过用醋水煮后，可以去除大约20％的钾。

焯拌菠菜

原料	大约标准	分量
菠菜		70克
炒芝麻	半小勺	1.5克
A 面素（3倍浓缩）	半小勺	3毫升
高汤或者水	1小勺	5毫升

做法

①把菠菜煮好后放入水中浸泡后搅切成3~6厘米长。
②切口向上放入盘中，在上面再撒上芝麻，在食用前浇上用高汤稀释的面素。

建议

除了菠菜之外，还可以使用春菊、西洋菜等。

葱姜煮青花鱼

热量	111千卡
蛋白质	8.9克
脂肪	4.9克
盐	0.8克
钾	196毫克
磷	105毫克

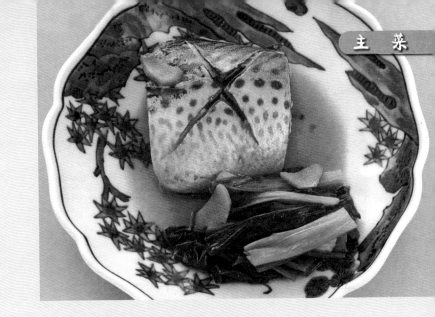

主 菜

猪肉松煮芋头

热量	124千卡
蛋白质	5.4克
脂肪	5.1克
盐	0.6克
钾	54毫克
磷	87毫克

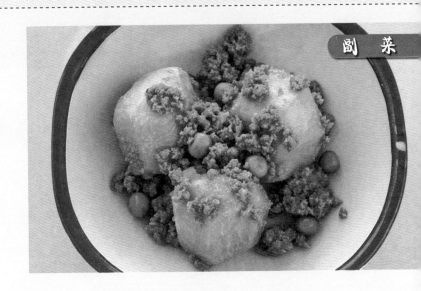

副 菜

焯拌菠菜

热量	23千卡
蛋白质	1.8克
脂肪	0.8克
盐	0.3克
钾	494毫克
磷	42毫克

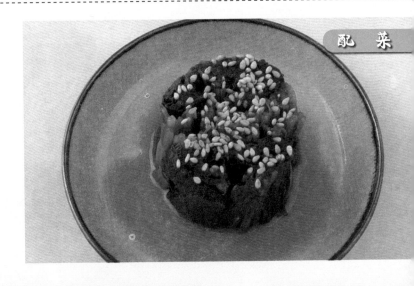

配 菜

油煎生姜猪肉

原料	大约标准	分量
猪通脊肉薄片（带脂肪）		40克
生姜（刨碎）		5克
A ┌ 白糖	1/3小勺	1克
├ 酱油	1/3小勺	2毫升
└ 白酒	1小勺	5毫升
芝麻油	半小勺	2克
柿子椒		10克
芝麻油	1小勺	4克
番茄		20克
盐	一小撮	

做法

①猪通脊肉片切成方便食用大小，加入生姜、调味料A后拌和，放置一会。
②在平底锅中放入半小勺芝麻油加热，炒柿子椒，番茄稍微油煎一下后盛出来。
③再次在②的平底锅中加入1小勺芝麻油，把①的猪肉快速油煎熟。
④把②③装盘后，撒上盐。

茶碗蒸豆腐

原料	大约标准	分量
嫩豆腐		30克
樱虾干		1克
白酒	半小勺	2.5毫升
菠菜		10克
打好的鸡蛋	1/3个	15克
高汤	1/3杯	70毫升
A ┌ 料酒	半小勺	3毫升
├ 酱油	1/3小勺	2毫升
└ 盐	一小撮	0.3克

做法

①豆腐切成2厘米见方。樱虾干洒酒后放置。菠菜切完后用开水焯一下，装到竹篱中。
②在打好的鸡蛋中放入调味料A，充分搅拌后用高汤调和。
③把①的原料放入蒸碗中后，倒入②。用小火蒸8~10分钟左右。

香拌三色蔬菜

原料	大约标准	分量
卷心菜		30克
胡萝卜		20克
紫苏叶	2片	
生姜汁	少许	
A ┌ 白糖	1/3小勺	1克
├ 醋	半小勺	2.5毫升
└ 盐	少许	0.5克

做法

①卷心菜、胡萝卜切成条，放入竹篱中用开水焯一下，变软后再挤干。
②紫苏叶切成条。
③把①和②混在一起，加入生姜汁和调味料A拌和即可。

建议

想控制钾摄入时，可以把蔬菜用开水焯一下使其变软，洗好后再控去水分。

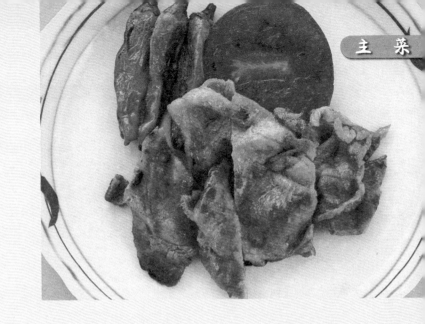

油煎生姜猪肉

热量
175千卡
蛋白质
7.3克
脂肪
13.7克
盐
0.6克
钾
217毫克
磷
76毫克

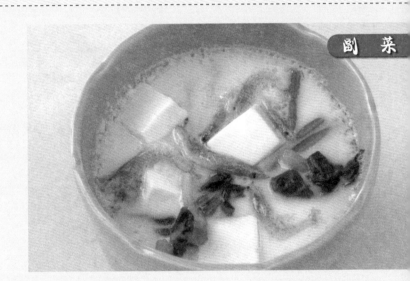

茶碗蒸豆腐

热量
58千卡
蛋白质
4.7克
脂肪
2.5克
盐
0.8克
钾
172毫克
磷
83毫克

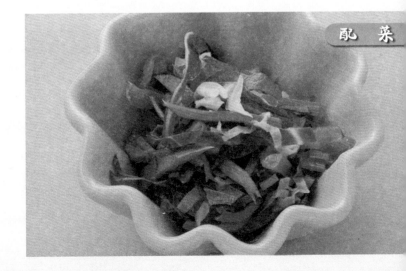

香拌三色蔬菜

热量
22千卡
蛋白质
0.6克
脂肪
0.1克
盐
0.5克
钾
138毫克
磷
16毫克

土豆炖牛肉

原料	大约标准	分量
牛腿肉薄切片 （带脂肪）		40克
土豆		50克
胡萝卜		20克
洋葱		50克
油	半小勺	2克
高汤或者水	半杯	100毫升
A ⎡ 白糖	1小勺	3克
⎜ 料酒	半小勺	3毫升
⎣ 酱油	1小勺	6毫升
嫩豌豆		10克

做法

①牛腿肉切成方便食用大小。土豆、胡萝卜随意切成块。洋葱切成梳形。
②在锅内把油加热，炒①，加入高汤后再煮4~5分钟。
③加入调味料A和嫩豌豆，煮到土豆、胡萝卜变软为止。

建议

高钾血症患者，可以把蔬菜稍微切得更小些，或者切成梳形用水洗后再进行烹饪。

萝卜蟹柳色拉

原料	大约标准	分量
萝卜		60克
盐	1/10小勺	0.6克
醋	1小勺	5毫升
萝卜叶子		20克
螃蟹风味鱼糕		20克
生菜酱	半大勺	6克
胡椒粉	少许	
莴苣（食叶）	1片	5克

做法

①萝卜切成丝后撒上盐和醋，变软后挤干。
②把萝卜叶子用开水焯一下后切碎。
③揭碎螃蟹风味鱼糕。
④把①②③放到一起加生菜酱调拌，撒上胡椒粉。
⑤配上莴苣叶子后装盘。

建议

想控制钾摄入，可以把萝卜叶子切碎之后再煮。通过切碎后再煮的方式，可以减少大约50%的钾。萝卜用力挤干，可以排出0.2克的盐。

蚬子汤

原料	大约标准	分量
蚬子		40克
水	3/4杯	150毫升
八丁豆酱	半小勺	3克

做法

①蚬子放入水中煮开。
②当煮到蚬子壳张开时，放入豆酱。

建议

如果使用低盐豆酱，可以控制盐。想控制蛋白质时，推荐使用面酱。

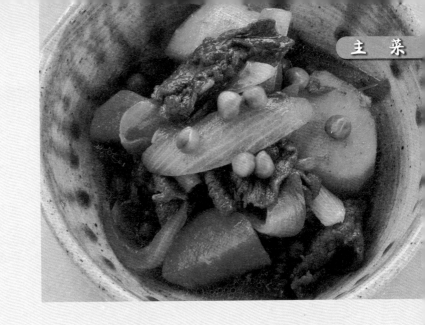

主 菜

土豆炖牛肉

热量
216千卡
蛋白质
11.6克
脂肪
9.4克
盐
1克
钾
528毫克
磷
143毫克

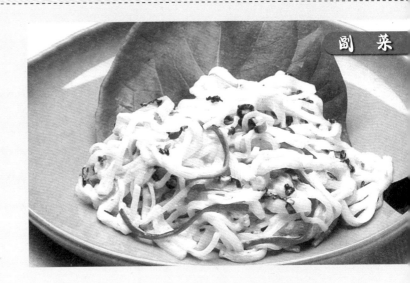

副 菜

萝卜蟹柳色拉

热量
78千卡
蛋白质
3.1克
脂肪
4.7克
盐
0.8克
钾
236毫克
磷
39毫克

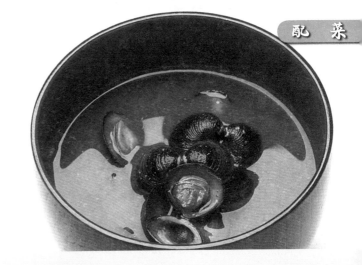

配 菜

蚬子汤

热量
26千卡
蛋白质
2.6克
脂肪
0.6克
盐
0.5克
钾
39毫克
磷
40毫克

香熘鳕鱼

原料	大约标准	分量
鳕鱼		40克
盐	少许	0.3克
胡椒粉	少许	
面粉	1/3小勺	1克
打好的鸡蛋	1/4个	15克
油	半大勺	6克
南瓜		60克
盐	少许	0.3克
香芹	少许	
柠檬	1片	

做法

①在鳕鱼上撒上盐和胡椒粉，表面撒上面粉。
②用平底锅把油加热，把打好的鸡蛋浇到鳕鱼表面上，两面油煎后香熘。
③南瓜切成方便食用大小，包在保鲜膜中放入微波炉加热后，撒上少许盐。
④把②的香熘鳕鱼装盘，撒上香芹，配上③，放上柠檬。

建议

想控制钾摄入时，可以把南瓜切开后水煮，这样可以使钾溶解于煮的热水中，从而减少钾的摄入量。

凉拌羊栖菜

原料	大约标准	分量
羊栖菜		30克
（水泡后）		
胡萝卜		10克
老豆腐		40克
芝麻粉	1小勺	3克
A 白糖	半小勺	1.5克
A 白豆酱	2/3小勺	4克
A 料酒	1小勺	5毫升

做法

①羊栖菜用热水焯过后控水。胡萝卜煮好后切成条。
②豆腐用纱布包住拧去水分后放入蒜臼子中。
③舂碎后放入芝麻粉和调味料A进行上味。
④把①放入③中后调拌。

建议

想控制钾摄入量时，可以使用生的裙带菜，那样可以减少100毫克的钾。

芜菁醋拌枸杞

原料	大约标准	分量
芜菁（去皮）		60克
盐	少许	0.3克
枸杞	少许	
A 白糖	半小勺	1.5克
A 少盐酱油	半小勺	2.5毫升
A 醋	半小勺	2.5毫升

做法

①芜菁切成薄薄的扇形，撒上盐后放置。
②枸杞泡水直到变软。
③轻轻控去芜菁和枸杞的水分，放入调味料A后拌匀即可。

建议

想控制盐，不妨使用少盐酱油试试。芜菁通过拧干控水，也能够减少盐。

香熘鳕鱼

热量
171千卡
蛋白质
10克
脂肪
7.8克
盐
0.8克
钾
446毫克
磷
147毫克

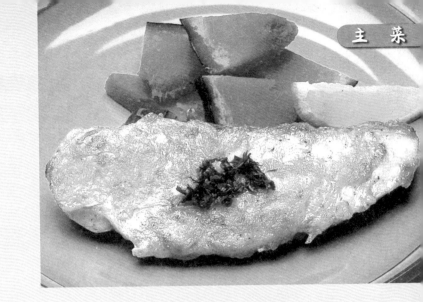

主 菜

凉拌羊栖菜

热量
91千卡
蛋白质
4.4克
脂肪
3.5克
盐
0.5克
钾
461毫克
磷
76毫克

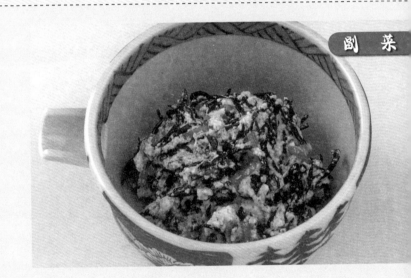

副 菜

芜菁醋拌枸杞

热量
22千卡
蛋白质
0.6克
脂肪
0.1克
盐
0.7克
钾
160毫克
磷
19毫克

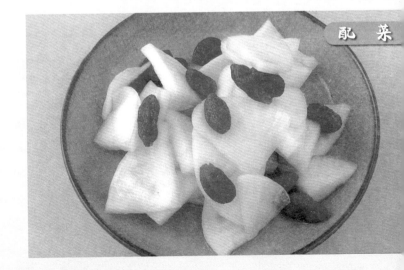

配 菜

烤炉鸡

原料		大约标准	分量
鸡腿肉			40克
A	酸奶	1大勺	15克
	蒜泥		2克
	酱油	1/3小勺	2毫升
	番茄酱	1小勺	5克
	咖喱粉	1/6小勺	0.3克
油		半小勺	2克
生菜			30克
香芹		少许	

做法

①把A的原料和调味料放入碗里，充分搅拌后，做成卤汁。
②鸡腿肉分成两份，放入①的卤汁中，腌渍30~40分钟。
③在烧烤箱的烤板上铺上锡箔，薄薄地涂上一层油，然后摆上②。
④两面轮换着烧烤大约8~10分钟。
⑤装盘，配上生菜和香芹。

建议

①也可以使用平底锅对鸡腿肉两面进行煎烤。
②高钾血症者，可以不放生菜和香芹。

小油菜炖油炸豆腐

原料		大约标准	分量
小油菜			80克
油炸豆腐		1/4片	6克
高汤		2大勺	30毫升
A	白糖	半小勺	2克
	酱油	2/3小勺	4毫升
	白酒	1小勺	5毫升

做法

①小油菜用开水焯过后，切成4~5厘米长。
②油炸豆腐从中间切开，切成5~6毫米宽的长条形。
③把高汤和调味料A放到一起煮开，再加入①、②后煮开。

建议

高钾血症者如果把小油菜切好后用开水再焯一下，多少都能够减少钾的摄入。

芝麻凉拌胡萝卜

原料		大约标准	分量
胡萝卜			50克
芝麻粉		1小勺	3克
A	料酒	半小勺	2.5毫升
	酱油	半小勺	2.5毫升

做法

①胡萝卜切成较粗的长条形，然后煮到变软。
②在①中加入芝麻粉和调味料A后拌匀。

建议

非常想控制盐的摄入时，可以使用少盐酱油，或者采用少放酱油而加点醋的做法。

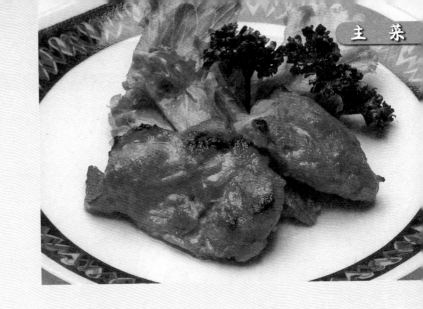

烤炉鸡

热量	
144千卡	
蛋白质	
8.1克	
脂肪	
10.4克	
盐	
0.5克	
钾	
220毫克	
磷	
78毫克	

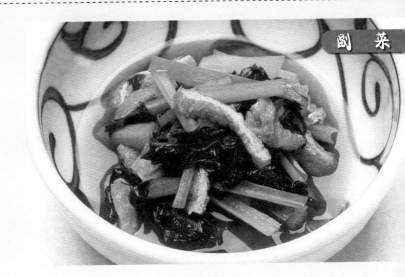

小油菜炖油炸豆腐

热量	
49千卡	
蛋白质	
2.8克	
脂肪	
2.2克	
盐	
0.6克	
钾	
427毫克	
磷	
35毫克	

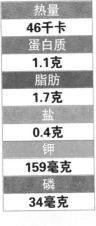

芝麻凉拌胡萝卜

热量	
46千卡	
蛋白质	
1.1克	
脂肪	
1.7克	
盐	
0.4克	
钾	
159毫克	
磷	
34毫克	

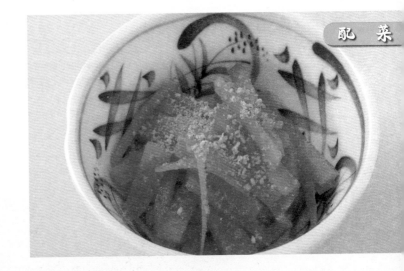

青椒炒牛肉

原料	大约标准	分量
薄片牛肉（无脂肪）		50克
生姜汁	少许	
淀粉	1小勺	3克
胡萝卜		15克
青椒	1个	40克
芝麻油	2小勺	8克
A 白糖	半小勺	2克
酱油	半小勺	3毫升
蚝油	1/3小勺	2克

做法

①牛肉切成7毫米宽的条状，浇上生姜汁后沾上淀粉。
②胡萝卜、青椒切成条。
③在平底锅中把1小勺芝麻油加热，炒①的牛肉后盛出。
④加热③中锅内剩下的芝麻油，炒②，然后再把牛肉放进去，加入调味料A后一起炒。

建议

想控制钾摄入时，可以把切成条的蔬菜用水洗后再烹饪。

水煮鱼卷炒青梗菜

原料	大约标准	分量
青梗菜		50克
筒状鱼卷		20克
芝麻油	1小勺	40克
A 白糖	2/3小勺	2克
酱油	2/3小勺	4毫升
白酒	1小勺	5毫升

做法

①青梗菜剥成一片一片之后，洗净根部，再横切成方便食用大小。
②筒状鱼卷切成5毫米宽的环状。
③加热芝麻油后炒青梗菜，然后放入筒状鱼卷后继续炒。
④青梗菜变软时，放入调味料A，然后煮开。

蘑菇汤

原料	大约标准	分量
干香菇	中等大小2个	4克
高汤宝（固体）	1/3个	1.5克
水	1杯稍弱	170毫升
香芹	少许	1克

做法

①干香菇用水泡开，洗尽挤干，再切成条状。
②在锅里把水烧开，然后溶入高汤宝上味。放入①后再煮沸30秒左右。
③装盘，撒上切碎的香芹。

建议

和食用鲜香菇相比，干香菇用水泡后烹饪，能够减少摄入钾和磷。

青椒炒牛肉

热量
312千卡
蛋白质
7.9克
脂肪
26.4克
盐
0.6克
钾
249毫克
磷
82毫克

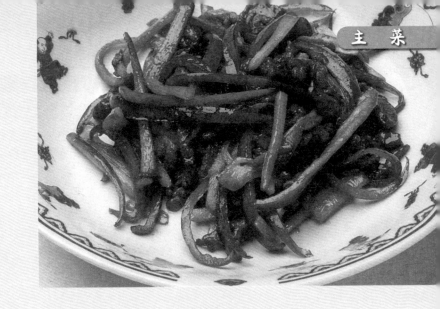

水煮鱼卷炒青梗菜

热量
83千卡
蛋白质
3.2克
脂肪
4.5克
盐
1克
钾
160毫克
磷
42毫克

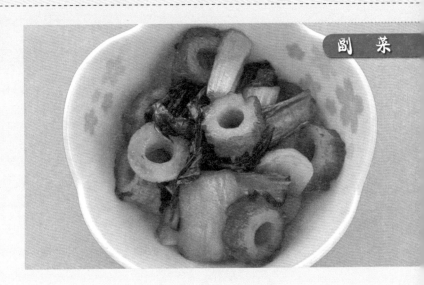

蘑菇汤

热量
11千卡
蛋白质
0.9克
脂肪
0.2克
盐
0.5克
钾
97毫克
磷
14毫克

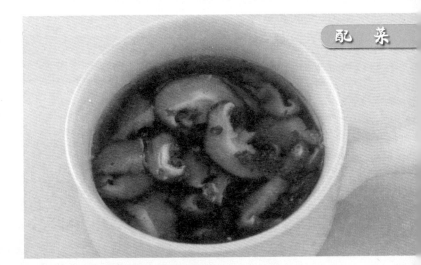

红烧鸡肉

原料		大约标准	分量
鸡腿肉（带皮）			40克
A	白糖	半小勺	1.5克
	酱油	2/3小勺	4毫升
	料酒	半小勺	3毫升
	白酒	1小勺	4毫升
大白葱			50克
油		半大勺	6克
水		1大勺	15毫升
柠檬			一片

做法

①鸡腿肉加入调味料A后腌渍10分钟左右。
②大白葱切成方便食用大小。
③在平底锅中将油加热，放入②的大白葱翻烧，装盘。
④接着在平底锅中放入鸡肉，两面油煎上色后加入水。再盖上锅盖烧开。
⑤食用前浇上柠檬汁。

建议

也可以使用鱼贝类的鲥鱼、旗鱼、扇贝肉替代。

干炒卷心菜胡萝卜

原料	大约标准	分量
鸡蛋	半个	25克
牛奶	1小勺	5毫升
卷心菜		20克
胡萝卜		20克
无盐黄油		4克
盐	少许	0.6克
胡椒粉	少许	

做法

①把鸡蛋打开后，放入牛奶进行搅拌。
②卷心菜、胡萝卜切成条状。
③在平底锅中将黄油加热炒②，再放入盐、胡椒粉上味。
④当③的蔬菜炒好后，把①的鸡蛋浇上去，然后再用铲子炒拌，鸡蛋到半熟时关火。

建议

蔬菜切成条泡水后再挤干，这样可以减少10%~30%的钾。

香葱小油菜酱汤

原料	大约标准	分量
小油菜		30克
大白葱		10克
高汤	3/4杯	150毫升
豆酱	1小勺	6克

做法

①小油菜切成3~4厘米长段。大白葱切成方便食用的段状。
②把①放入高汤中煮开。稍微调小火后搅入豆酱。

建议

想减少钾的摄入时，可以把蔬菜切成1厘米长短，用水浸泡10分钟左右，轻轻挤干后再进行烹饪。想控制盐的摄入时可以使用面酱。

红烧鸡肉

热量
173千卡
蛋白质
7.1克
脂肪
11.7克
盐
0.6克
钾
224毫克
磷
84毫克

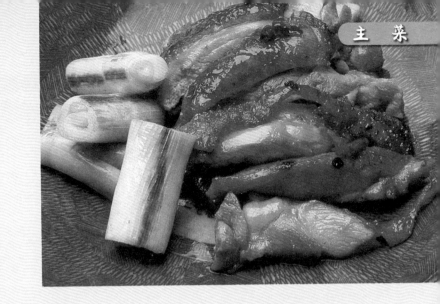

干炒卷心菜胡萝卜

热量
84千卡
蛋白质
3.7克
脂肪
6.1克
盐
0.7克
钾
136毫克
磷
61毫克

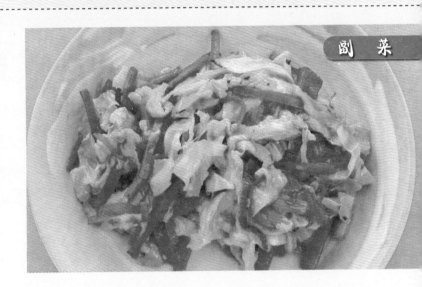

香葱小油菜酱汤

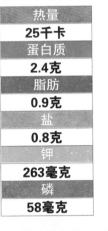

热量
25千卡
蛋白质
2.4克
脂肪
0.9克
盐
0.8克
钾
263毫克
磷
58毫克

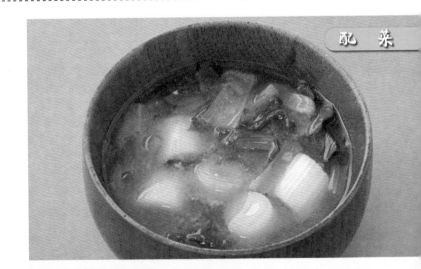

素烧大马哈鱼

原料		大约标准	分量
大马哈鱼（切段）			40克
生姜汁		少许	
老豆腐			30克
青葱			20克
茼蒿			20克
魔芋粉丝			40克
A	白糖	1小勺	3克
	酱油	1小勺	6毫升
	料酒	1小勺	5毫升
	高汤或者水	1大勺	15毫升

做法

①大马哈鱼切成一口大小，浇上生姜汁。

②把青葱、茼蒿切成4~5厘米长短。魔芋粉丝用热水焯一下。

③把A放入锅内煮开，然后放入大马哈鱼，接着放入豆腐、青葱、茼蒿、魔芋粉丝煮。

建议

也可以使用旗鱼、马鲛鱼、鳕鱼代替。

秋葵拌纳豆

原料		大约标准	分量
秋葵		中等1根	10克
纳豆			30克
A	盐	1/10小勺	0.6克
	料酒	2/3小勺	4毫升
烤海苔		少许	

做法

①用手轻轻地搓掉秋葵表面的绒毛，用开水焯一下后切成环状。

②把秋葵、纳豆和调味料A放到一起拌和。装盘后撒上切成条的烤海苔。

建议

想控制钾摄入时，可以多使用2倍的秋葵，减少一半的纳豆，这样大约可以减少70毫克的钾。

青椒烧拌香菇

原料		大约标准	分量
青椒		1个	40克
鲜香菇		2个	20克
A	白糖	1/3小勺	1克
	酱油	1/3小勺	2毫升
	醋	1/3小勺	2毫升

做法

①青椒放到铁丝网上烧烤。鲜香菇去沙后也同样烧烤。

②把青椒从中间切开，去籽，切成2厘米宽。香菇也切成同样大小。

③装盘后，把调味料A调和后，从上向下浇上去。

建议

烧烤的青椒切开后，用水过一下，轻轻挤干，这样也可以减少一些钾。

素烧大马哈鱼

热量	147千卡
蛋白质	11.1克
脂肪	6.6克
盐	0.9克
钾	354毫克
磷	179毫克

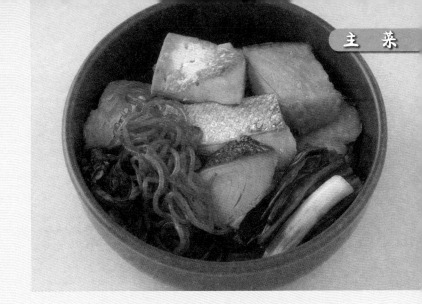

秋葵拌纳豆

热量	73千卡
蛋白质	5.2克
脂肪	3克
盐	0.6克
钾	227毫克
磷	64毫克

副 菜

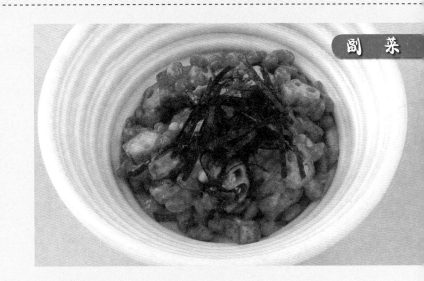

青椒烧拌香菇

热量	19千卡
蛋白质	1.2克
脂肪	0.2克
盐	0.3克
钾	140毫克
磷	27毫克

配 菜

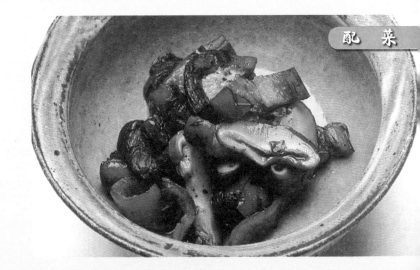

金枪鱼浇山药泥

原料	大约标准	分量
金枪鱼 （生食用）		40克
山药		40克
A ┌白酒	少许	
│面素 │（3倍浓缩）	半小勺	3毫升
└凉开水	1~2小勺	5~10毫升
芥末泥	少许	

做法

①金枪鱼切成一口大小。
②山药刨成泥。
③拌入调味料A，然后把②的山药分3~4次放入搅拌。
④把①装盘，浇上③，最后再配上芥末泥。

建议

对于想控制脂肪的人来说，中国山药（译者注：山药，
Chinese yam。圆柱形，黏性小，肉质细腻，可连皮料理）
和野山药（又名自然生、自然薯。本来为野生品种）要比银
杏山药（译者注：山药的一种，扁形，根部呈银杏叶般扁平
状）、日本山药（译者注：又名大和山药。黏性比中国山药
大，肉质细腻）的蛋白质含量少，所以推荐使用后者。

嫩豌豆荚炒蛋

原料	大约标准	分量
嫩豌豆荚		50克
鸡蛋	半个	25克
无盐黄油		4克
盐	1/10小勺	0.6克
胡椒粉	少许	

做法

①嫩豌豆荚去筋，鸡蛋打散。
②在平底锅中把黄油加热，炒嫩豌豆荚。
③当豌豆荚稍微变软时，加入盐和胡椒粉，然后浇上鸡
蛋，炒至半熟。

建议

也可以使用美国豌豆代替，还能够品尝到豌豆的美味。

素面清汤

原料	大约标准	分量
素面（煮过）		30克
鸭儿芹		5克
高汤	3/4杯	150毫升
酱油	半小勺	3毫升

做法

①在高汤里加入酱油调味。
②在①中放入素面，用小火煮沸，鸭儿芹切好后放入。

建议

挂面类可以用较多的水煮开，这样能够较好地去除其中的
钾。对高钾血症者来说，生切面与之相比，推荐使用挂面。

金枪鱼浇山药泥

热量
179千卡
蛋白质
9.2克
脂肪
11.7克
盐
0.5克
钾
295毫克
磷
100毫克

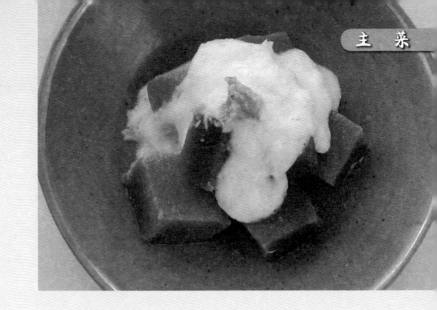

嫩豌豆荚炒蛋

热量
87千卡
蛋白质
4.7克
脂肪
6克
盐
0.7克
钾
134毫克
磷
77毫克

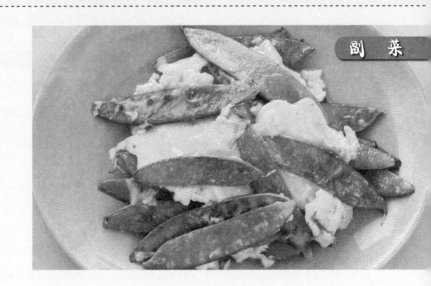

素面清汤

热量
46千卡
蛋白质
2.1克
脂肪
0.3克
盐
0.7克
钾
78毫克
磷
41毫克

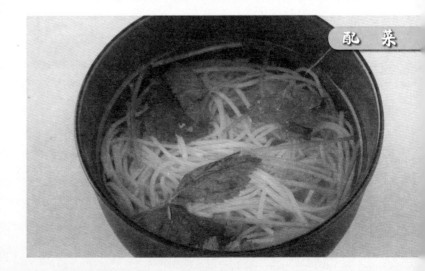

叠煮猪肉卷心菜

原料	大约标准	分量
猪肉薄切片		40克
（五花肉）		
胡椒粉	少许	
卷心菜		40克
胡萝卜		10克
油	1小勺	4克
高汤	2大勺	30毫升
A ⎡ 白糖	2/3大勺	2克
⎣ 酱油	2/3小勺	4毫升

做法

①猪肉薄切片切成3~4厘米宽，撒上胡椒粉。卷心菜切成3~4大块。胡萝卜切成薄片。

②在小锅内涂上油，重叠放入①的原料。

③浇上高汤和调味料A，盖上盖，煮到汤汁熬干为止。

建议

注意不要弄散开了，再切成方便食用后装盘。

清汤豆腐

原料	大约标准	分量
老豆腐	约1/4块	80克
水	3/4杯	150毫升
汤料海带		5克
白菜	半片	30克
A ⎡ 青葱	少许	3克
⎢ 生姜（切末）	少许	
⎣ 干松鱼	少许	1克
B ⎡ 酱油	2/3小勺	4毫升
⎣ 高汤	2小勺	10毫升

做法

①豆腐一切成二。汤料海带洗好后表面划出条纹。白菜切成方便食用大小。

②在锅内放入水和①的海带后煮开，再放入白菜。用小火煮沸，放入豆腐，加热到豆腐温热为止。

③把A的青葱切碎，配上生姜和干松鱼与B一起放入煮开。

建议

想降低蛋白质摄入时，可以使用嫩豆腐。

泡香菇

原料	大约标准	分量
丛生口蘑		40克
金针菇		30克
A ⎡ 洋葱		10克
⎢ 香芹		1克
⎢ 色拉酱	半大勺	6克
⎣ 白葡萄酒	半大勺	2.5毫升

做法

①丛生口蘑、金针菇去根部后，用开水焯一下，装到筛篓里。

②把A的洋葱、香芹切碎后倒入色拉酱、白葡萄酒。

③把①装盘后，浇上②。

建议

菌类蔬菜，只要用开水焯一下，就能减少10%的钾。

叠煮猪肉卷心菜

热量
216千卡
蛋白质
6.8克
脂肪
17.9克
盐
0.5克
钾
231毫克
磷
80毫克

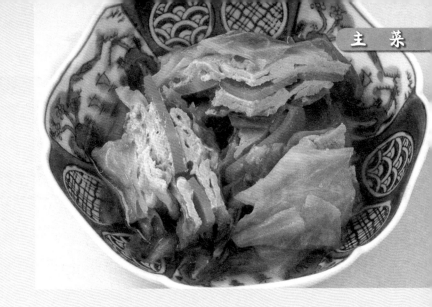

清汤豆腐

热量
77千卡
蛋白质
6.9克
脂肪
3.5克
盐
0.8克
钾
513毫克
磷
124毫克

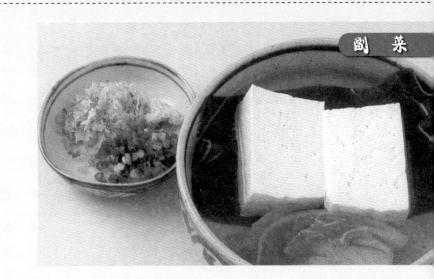

泡香菇

热量
43千卡
蛋白质
1.7克
脂肪
2.7克
盐
0.2克
钾
249毫克
磷
66毫克

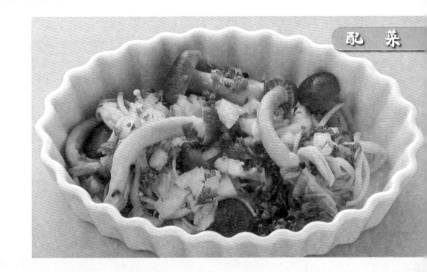

豆酱煮青花鱼

原料	大约标准	分量
青花鱼（带刺）		70克
A ┌ 水	1/4杯	50克
├ 白糖	1小勺	3克
└ 白酒	1大勺	15毫升
豆酱	1小勺	6克
生姜薄片	少许	3克
生姜丝	少许	

做法

①把A的水和调味料、生姜薄片一起放入锅内煮开。

②加入青花鱼煮沸，放进豆酱并盖上盖，把汤汁煮到只剩三分之一时为止。

③装盘，放上生姜丝。

建议

使用去刺青花鱼，其食用量约为40克。

炒粉丝

原料	大约标准	分量
牛肉薄切片（无脂肪）		20克
粉丝（干）		8克
韭菜		10克
胡萝卜		10克
芝麻油	1小勺	4克
A ┌ 白糖	半小勺	1.5克
├ 酱油	半小勺	3毫升
├ 韩国辣酱	1/5小勺	2克
└ 水	1大勺	15毫升

做法

①牛肉切成丝。粉丝用开水焯一下，切成方便食用的长度。

②韭菜切成5~6厘米长，胡萝卜切成丝。

③把芝麻油放入锅内加热，炒①的牛肉，接着炒②的蔬菜。

④当蔬菜变软时，加入①的粉丝，然后放进调味料A和水后炒煮。

素炒豆芽香菇

原料	大约标准	分量
豆芽		40克
鲜香菇	1个	20克
芝麻油	3/4小勺	3克
A ┌ 白糖	半小勺	1.5克
└ 酱油	半小勺	2.5毫升

做法

①豆芽去根。鲜香菇去沙洗尽，并切成5毫米宽的条状。

②把芝麻油放入锅内加热，炒①，并用调味料A进行调味。

建议

和叶类蔬菜相比，豆芽的钾含量比较少，所以是一种推荐给高钾血症者的理想蔬菜。

豆酱煮青花鱼

热量
127千卡
蛋白质
9.4克
脂肪
5.4克
盐
0.9克
钾
198毫克
磷
107毫克

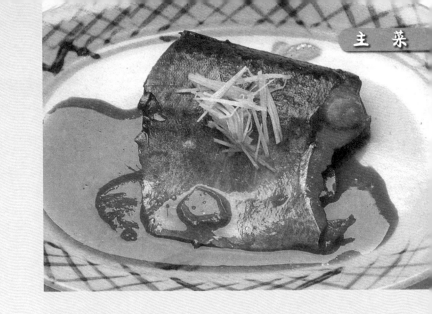

炒粉丝

热量
164千卡
蛋白质
3.3克
脂肪
11.3克
盐
0.8克
钾
137毫克
磷
38毫克

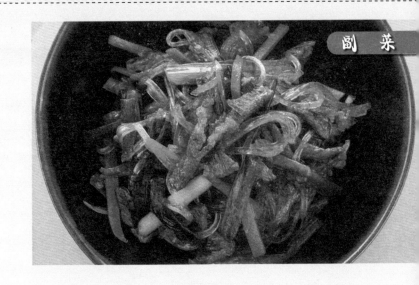

素炒豆芽香菇

热量
55千卡
蛋白质
2.3克
脂肪
3.7克
盐
0.4克
钾
132毫克
磷
40毫克

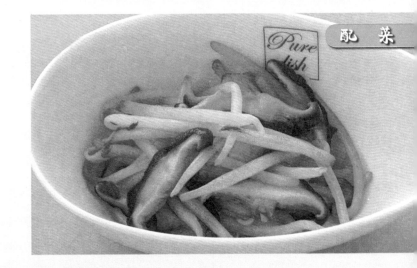

芝麻酱煮肉片

原料	大约标准	分量
猪通脊肉（带脂肪）	1片	45克
生姜汁	少许	
白酒	半小勺	2.5毫升
芝麻酱		
煮猪肉的汤汁	1小勺	5毫升
A 芝麻面（黑）	2/3小勺	3克
白糖	1/3小勺	1克
酱油	半小勺	3毫升
醋	1/3小勺	2毫升
红辣椒（切成细小环状）	少许	
黄瓜		30克

做法

①在猪通脊肉上浇上生姜汁和白酒后装盘，放到微波炉中加热后切成方便食用大小。
②制作芝麻酱。把①中渗出的猪肉汤汁放入调味料A中一起搅拌。
③黄瓜竖切成薄薄的长方形片状，铺在盘里。摆上①的煮猪肉，浇上芝麻酱。撒上红辣椒。

建议

除猪肉外，还可以使用鸡肉、鱿鱼、虾等。分量相同。

中华色拉

原料	大约标准	分量
粉丝		10克
无骨火腿	半片	10克
豆芽		40克
大白葱		10克
生菜	1片	20克
A 醋	2/3小勺	4毫升
盐	1/10小勺	0.6克
胡椒粉	少许	
芝麻油	半小勺	2克

做法

①粉丝放入开水中，煮1分钟后取出控水，切成方便食用长度。无骨火腿切成丝。
②豆芽焯水，大白葱切成5厘米的长条。
③把A的调味料和芝麻油混合搅拌。
④生菜铺在盘子里，把①、②用③调拌后装盘。

酱汁豆浆汤

原料	大约标准	分量
煮大豆		10克
萝卜叶		10克
油炸豆腐	1/8片	3克
大白葱		5克
高汤（使用熟鱼干熬汤）	3/4杯	150毫升
豆酱	1小勺	6克

做法

①煮大豆用保鲜膜包好，用手挤压碾碎。
②萝卜叶切成2厘米长。油炸豆腐切成1厘米宽。大白葱环切。
③高汤煮沸后加入②的萝卜叶和油炸豆腐。煮开30秒后，放入①的大豆。
④用小火煮沸后，加入豆酱。
⑤装碗后撒上切好的葱。

建议

想控制蛋白质摄入，可以不加大豆。

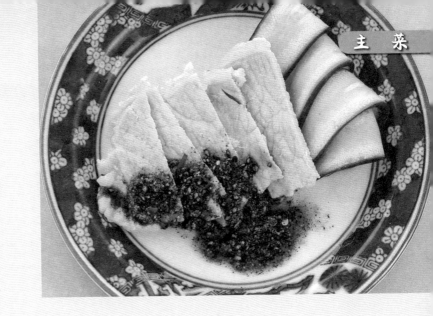

芝麻酱煮肉片

热量
146千卡
蛋白质
8.8克
脂肪
10.2克
盐
0.4克
钾
233毫克
磷
107毫克

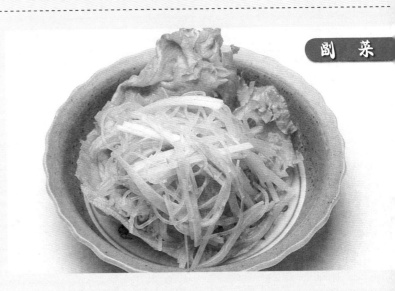

中华色拉

热量
86千卡
蛋白质
3.8克
脂肪
3克
盐
0.9克
钾
208毫克
磷
69毫克

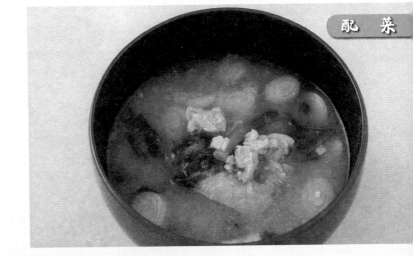

酱汁豆浆汤

热量
49千卡
蛋白质
3.6克
脂肪
2.7克
盐
0.8克
钾
202毫克
磷
58毫克

白汁红肉鲷鱼

原料	大约标准	分量
鲷鱼		40克
（生鱼片用）		
洋葱		10克
A ┌ 迷迭香	少许	
├ 香芹	少许	
└ 百里香	少许	
葡萄醋	1小勺	5毫升
橄榄油	1小勺	4克
盐	1/8小勺	0.8克
胡椒粉	少许	
刺山柑	1小勺	2克

做法

①鲷鱼削切成薄薄的片状。洋葱切碎。
②把A的香草类切碎。
③把①的洋葱和②的香草类装入碗里，加入葡萄醋、橄榄油、盐、胡椒粉进行搅拌。
④在平底盘中铺上一半的③后，摆上①的鲷鱼。
⑤接着在上面铺上③剩余的一半，撒上刺山柑。

鳄梨红豆色拉

原料	大约标准	分量
鳄梨	1/4个	50克
什锦豆（罐头）		30克
柠檬汁	半小勺	2.5毫升
A ┌ 生菜酱	2小勺	8克
│ （全蛋型）		
├ 盐	少许	0.3克
└ 胡椒粉	少许	
生菜叶	适量	5~10克

做法

①鳄梨切成方便食用大小，和罐头中的什锦豆放到一起，浇上柠檬汁。
②在①中加入生菜酱、盐、胡椒粉后拌匀，然后放入鳄梨的果皮中，配上生菜叶。

建议

想控制钾摄入时，可以不用鳄梨而使用西瓜、苹果、柿子替代，这样钾摄入量可以减少40%~50%。

番茄洋葱咖喱汤

原料	大约标准	分量
番茄（去皮）		30克
洋葱		30克
水	2/3杯稍多点	170毫升
高汤宝（固体）	1/3个	0.6克
咖喱粉	1/6小勺	0.3克
香芹	少许	

做法

①番茄切碎，洋葱切成薄薄的梳形。
②把①放入水中煮开。当蔬菜变软时，加入高汤宝、咖喱粉。
③装盘，撒上切碎的香芹。

建议

想减少钾，可以把洋葱切薄后放入水中浸泡10分钟左右，控水后再进行烹饪。

白汁红肉鲷鱼

白汁红肉鲷鱼
热量
118千卡
蛋白质
8.4克
脂肪
8.3克
盐
0.8克
钾
208毫克
磷
93毫克

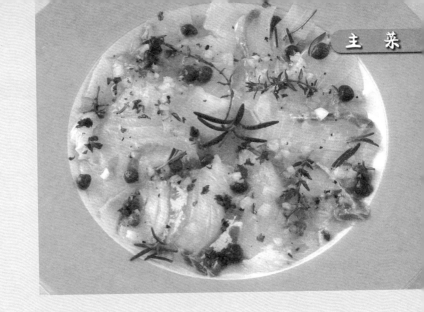

主 菜

鳄梨红豆色拉

鳄梨红豆色拉
热量
199千卡
蛋白质
4.2克
脂肪
15.9克
盐
0.3克
钾
551毫克
磷
79毫克

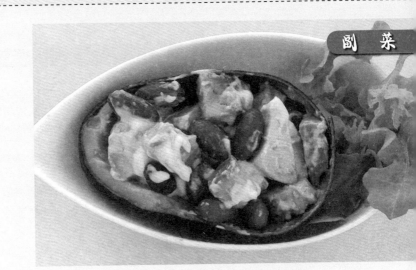

副 菜

番茄洋葱咖喱汤

番茄洋葱咖喱汤
热量
21千卡
蛋白质
0.6克
脂肪
0.1克
盐
0.6克
钾
126毫克
磷
21毫克

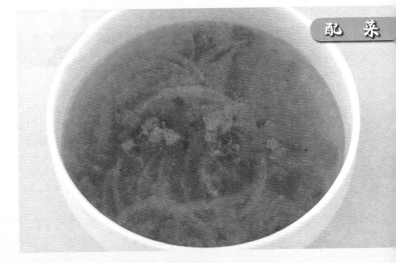

配 菜

咖喱对虾仁

原料	大约标准	分量
对虾（去壳）		40克
面粉	1小勺	3克
洋葱		30克
番茄		20克
油	2小勺	8克
A ┌ 白糖	半小勺	1.5克
水	1/4杯	50毫升
盐	1/10小勺	0.6克
└ 咖喱粉	1/3小勺	0.6克
嫩豌豆	1大勺	10克

做法

①虾分切为二，沾上面粉。
②洋葱、番茄切成一口大小。
③在平底锅中把油加热，炒①的虾后盛出，再炒②的洋葱和番茄。
④加入调味料A，再把盛出的虾放进去，加嫩豌豆后再煮沸30秒左右。

奶油西兰花

原料	大约标准	分量
西兰花		80克
油（色拉油）	1小勺	4克
面粉	1小勺	3克
牛奶	1/3杯	70毫升
盐	1/10小勺	0.6克
胡椒粉	少许	

做法

①西兰花分成小块后水煮。
②在平底锅中把油加热，炒面粉，注意不要煳掉。然后把牛奶分2~3次放入，用盐、胡椒粉上味，做成奶油状。
③把①的西兰花放入②中拌和。

建议

对限制钾摄入量的患者来说，请注意不要用微波炉料理西兰花，而是要在锅内放水后煮。

糖醋拌海蕴

原料	大约标准	分量
海蕴（去盐）		20克
黄瓜		20克
A ┌ 白糖	1小勺	3克
酱油	半小勺	3毫升
└ 醋	1小勺	5毫升
高汤或者凉开水	1小勺	5毫升
生姜丝	少许	2克

做法

①海蕴洗好后切成方便食用大小。
②黄瓜切成丝。
③把A的调味料和高汤放到一起调拌，再加入①、②和生姜丝调拌。

建议

在藻类食物中，海蕴的钾含量是比较少的，所以推荐高钾血症者食用。

咖喱对虾仁

热量	151千卡
蛋白质	8.8克
脂肪	8.3克
盐	0.8克
钾	215毫克
磷	114毫克

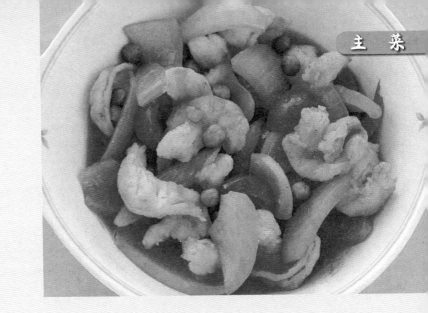

主 菜

奶油西兰花

热量	121千卡
蛋白质	6克
脂肪	7.1克
盐	0.7克
钾	398毫克
磷	139毫克

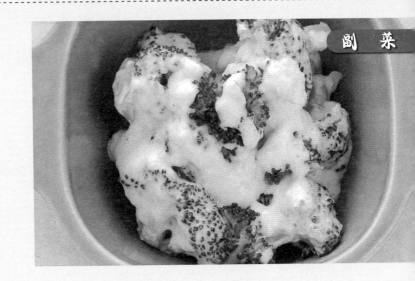

副 菜

糖醋拌海蕴

热量	20千卡
蛋白质	0.4克
脂肪	
盐	0.4克
钾	58毫克
磷	14毫克

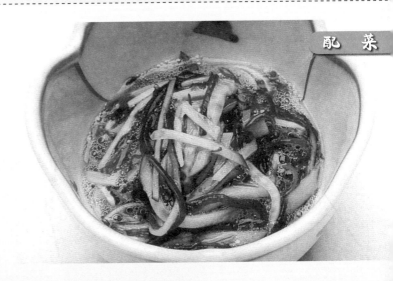

配 菜

日式汉堡

原料		大约标准	分量
洋葱			20克
老豆腐			20克
牛肉末			40克
A	面包糠	1大勺	3克
	生姜汁	少许	
油		1小勺	4克
萝卜泥			30克
青葱		少许	
煮西兰花			40克
番茄			30克
日式色拉调料		2小勺	10克

做法

①洋葱切碎后用保鲜膜包起来，在微波炉中加热15~20秒。豆腐控水。
②把牛肉末、①和A的原料放入碗里，舂碎搅拌后，做成扁平的圆形。
③在平底锅中把油加热，两面煎烤②。
④把③装盘，在上面撒上萝卜泥、青葱。配上水煮西兰花、番茄，最后再浇上日式色拉调料。

建议

想增加热量，可以把煎烤用油增加为半大勺，色拉调料也可以食用含油类型。

油炸鱼丸煮裙带菜

原料	大约标准	分量
油炸鱼丸		30克
生裙带菜		20克
高汤	1/4杯	50毫升
白糖	2/3小勺	2克
酱油	1/3小勺	2毫升

做法

①油炸鱼丸切成方便食用大小。生裙带菜洗净后也切成合适长度。
②把高汤煮沸，放入①。用白糖、酱油调味，煮到汤汁熬干。

建议

对于需要盐摄入限制的人来说，由于浓汁状食物中一般含盐量较多，所以可以适量减少用于调味的酱油用量，或者用少盐酱油。

醋拌洋葱

原料		大约标准	分量
洋葱			50克
炒芝麻		半小勺	1.5克
A	白糖	1/3小勺	1克
	醋	半小勺	2.5毫升
	盐	少许	0.3克

做法

①洋葱切成薄薄的梳形，用水泡5~6分钟后装入笊篱。
②转移到碗里，浇上调味料A，变软后装盘，撒上炒芝麻。

建议

像洋葱这样的根茎类蔬菜，通过用水浸泡，可以减少大约40%的钾和磷。

日式汉堡

热量
190千卡
蛋白质
11.6克
脂肪
11.2克
盐
0.7克
钾
353毫克
磷
146毫克

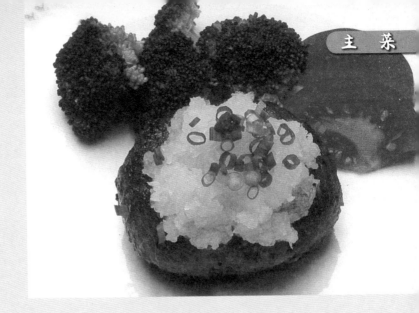

油炸鱼丸煮裙带菜

热量
56千卡
蛋白质
4.7克
脂肪
1.2克
盐
1.3克
钾
185毫克
磷
40毫克

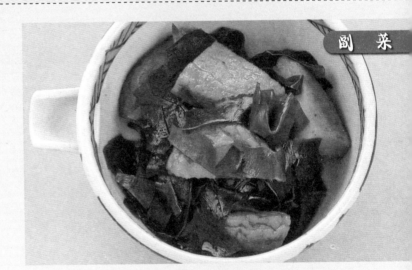

醋拌洋葱

热量
33千卡
蛋白质
0.8克
脂肪
0.9克
盐
0.3克
钾
81毫克
磷
25毫克

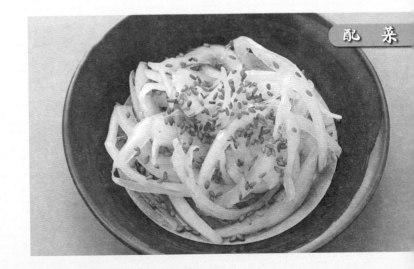

鳕鱼石锅豆腐

原料	大约标准	分量
鳕鱼		40克
油煎豆腐		30克
煮土豆		30克
胡萝卜		15克
大白葱		20克
鲜香菇		15克
菠菜		20克
水	3/4杯	150毫升
豆酱	1勺或半小勺	9克
无盐黄油		2克

做法

①把鳕鱼和油煎豆腐切成方便食用大小。
②煮土豆切成一口大小，胡萝卜切成薄片。大白葱斜切，鲜香菇去沙后从顶部切花。菠菜切成10厘米长短。
③在锅内放入水和①、②，煮沸后去涩，然后用豆酱调味，加入无盐黄油。

建议

由于蔬菜含钾较多，所以担心高钾血症的人群，可以把蔬菜切开后用水浸泡，再控水后进行烹饪。

柿子醋拌萝卜

原料	大约标准	分量
柿子	约1/4个	40克
黄瓜		10克
萝卜泥		50克
A 白糖	1小勺	3克
A 醋	1小勺	5毫升
A 盐	1/8小勺	0.8克
炒芝麻（黑）	少许	1克

做法

①柿子切成5毫米厚的方便食用的片状。黄瓜切成圆片状。
②萝卜泥挤干水分后，放入调味料A进行调味。
③把①放入②中进行调拌，然后撒上炒芝麻。

油炒青红椒

原料	大约标准	分量
青椒		30克
红椒		20克
芝麻油	1小勺	4克
盐	少许	0.3克

做法

①把去籽后的辣椒分别竖切成1厘米宽的条状。
②在平底锅中把芝麻油加热，炒①，用盐调味。

建议

想控制钾摄入时，可以把切好的辣椒用热水焯一下之后再进行烹饪。这样大约能够减少2~3成的钾含量。

鳕鱼石锅豆腐

热量	
133千卡	
蛋白质	
12克	
脂肪	
4.2克	
盐	
1.2克	
钾	
557毫克	
磷	
176毫克	

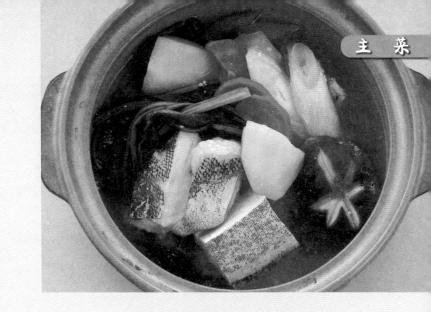

主 菜

柿子醋拌萝卜

热量	
54千卡	
蛋白质	
0.8克	
脂肪	
0.7克	
盐	
0.8克	
钾	
210毫克	
磷	
19毫克	

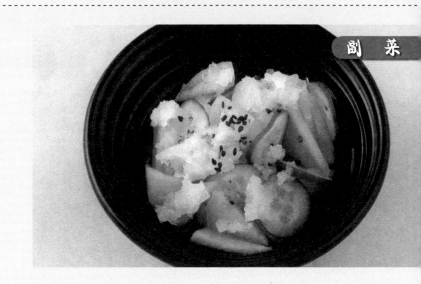

副 菜

油炒青红椒

热量	
50千卡	
蛋白质	
0.5克	
脂肪	
4.1克	
盐	
0.3克	
钾	
99毫克	
磷	
11毫克	

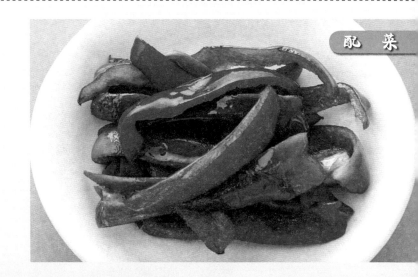

配 菜

炸煮鸡肉蔬菜

原料		大约标准	分量
鸡腿肉（带皮）			40克
A	白酒	半小勺	2.5毫升
	淀粉	1小勺	3克
茄子		半个	40克
青椒		1个	40克
油（炸用）			
B	白糖	半小勺	1.5克
	酱油	2/3小勺	4毫升
	白酒	1小勺	5毫升
	韩国辣酱	少许	1克
水		2大勺	30毫升
生姜汁		少许	
柠檬		1片	

做法

①鸡腿肉切成一口大小，浇上调味料A中的白酒，沾上淀粉。
②茄子和青椒切成方便食用大小。
③油加热后，把②的茄子和青椒过油。然后放入①的鸡肉油炸。
④把调味料B和水在另外一个锅里煮开，然后加入③的茄子、青椒、鸡肉，快速煮沸后放入生姜汁。配上柠檬。

建议

也可以把鸡肉换成猪肉、大马哈鱼、马鲛鱼等。

鸡肉末煮芜菁

原料		大约标准	分量
芜菁（去皮）			60克
胡萝卜			20克
高汤		半杯	100毫升
鸡肉末			15克
A	酱油	半小勺	3毫升
	料酒	1小勺	6毫升
	白酒	半大勺	7毫升
淀粉		2/3小勺	2克
水		少许	

做法

①芜菁切成一口大小。胡萝卜切成薄片。
②在锅内放进高汤和①的胡萝卜，煮2~3分钟。然后依次放入①的芜菁、调味料A和鸡肉末，煮开。
③当所有原料变软后，用水和淀粉勾芡即成。

建议

由于芜菁很容易煮熟，所以注意不要煮老了。

猕猴桃酸奶色拉

原料		大约标准	分量
猕猴桃			80克
A	无糖酸奶		20克
	生菜酱	1小勺	4克
	白糖	半小勺	1.5克

做法

①猕猴桃切成薄片。
②把调味料A放到一起拌和，制作酸奶酱。
③把猕猴桃装盘，浇上②。

建议

由于猕猴桃的含钾量比较高，所以想控制钾摄入时要减少食用量。猕猴桃每80克可食用部分含有230毫克的钾。可以使用含钾量较少的梨子、苹果、葡萄、西瓜等替代。

炸煮鸡肉蔬菜

营养	含量
热量	206千卡
蛋白质	8克
脂肪	13.7克
盐	0.6克
钾	259毫克
磷	73毫克

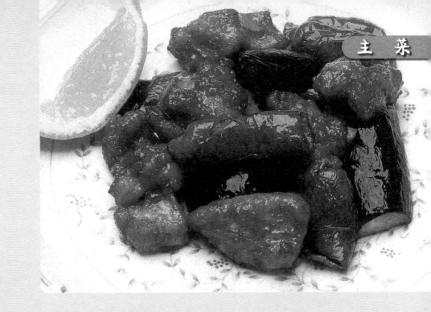

主 菜

鸡肉末煮芜菁

营养	含量
热量	77千卡
蛋白质	4.2克
脂肪	1.4克
盐	0.5克
钾	283毫克
磷	47毫克

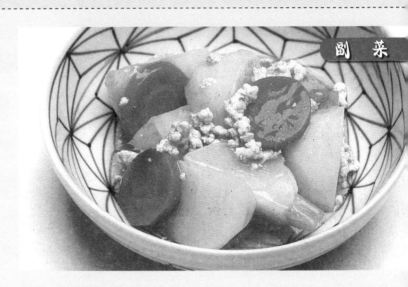

副 菜

猕猴桃酸奶色拉

营养	含量
热量	88千卡
蛋白质	1.6克
脂肪	5.3克
盐	0.1克
钾	267毫克
磷	47毫克

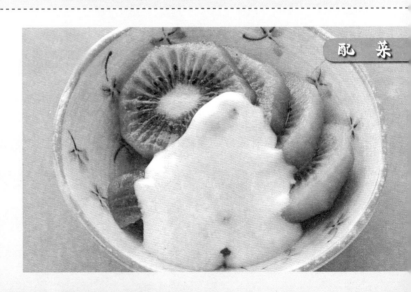

配 菜

鲥鱼煮萝卜

原料	大约标准	分量
鲥鱼（切断）		40克
生姜	少许	5克
嫩豌豆荚	3个	
萝卜		100克
高汤	2/3杯	150毫升
A ┌ 白糖	1小勺	3克
酱油	2/3小勺	4毫升
料酒	1小勺	6毫升
└ 白酒	1小勺	5毫升

做法

①鲥鱼切成一口大小，浇上热开水除去腥味。生姜切成丝。嫩豌豆荚去筋。萝卜随意切成一口大小后水煮2~3分钟。
②在锅内把高汤和调味料A煮沸，放入①的萝卜煮一会儿。当汤汁煮到半干时，加入鲥鱼、生姜后盖上盖子接着煮，最后配上嫩豌豆荚。

白菜炒樱虾干

原料	大约标准	分量
白菜		70克
樱虾干	2小勺	2克
白酒	2小勺	10毫升
芝麻油	1小勺	4克
A ┌ 豆瓣酱	1/5小勺	1克
└ 盐	少许	0.5克

做法

①把白菜叶茎分开切成合适大小。樱虾干用白酒泡软。
②用平底锅把油加热，放入①的樱虾干、白菜的茎部炒。
③当白菜的茎部变软时，放入叶子的部分接着炒，然后再加入泡樱虾干的白酒、A的豆瓣酱、盐进行调味。

建议

也可以使用青梗菜代替白菜。

梅子酱拌山药萝卜苗

原料	大约标准	分量
山药		50克
萝卜苗		10克
梅子酱	半小勺	3克
A ┌ 白糖	1/3小勺	1克
酱油	1/3小勺	2毫升
└ 醋	1/3小勺	2毫升

做法

①把山药用醋水（分量外）浸泡，切成1厘米见方的长条形。去根的萝卜苗揽切成两半。
②把梅子酱放到调味料A中搅拌，再放入①的山药和萝卜苗拌。

建议

想控制钾摄入时，可以把山药替换成黄瓜和芜菁等，那样可以减少30%~40%的钾。

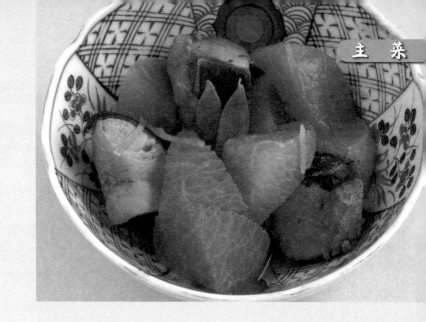

主菜

鲕鱼煮萝卜

热量
167千卡
蛋白质
10.4克
脂肪
7.3克
盐
0.9克
钾
470毫克
磷
108毫克

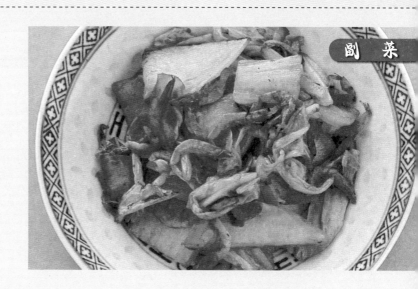

副菜

白菜炒樱虾干

热量
64千卡
蛋白质
2.1克
脂肪
4.2克
盐
0.8克
钾
182毫克
磷
48毫克

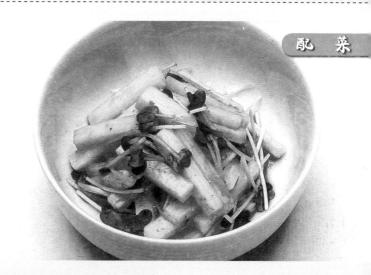

配菜

梅子酱拌山药萝卜苗

热量
47千卡
蛋白质
1.5克
脂肪
0.3克
盐
0.5克
钾
230毫克
磷
24毫克

萝卜泥鲽鱼

原料	大约标准	分量
鲽鱼（带刺）		70克
淀粉	少许	
油	1小勺	4克
A ┌ 水	1/4杯	50毫升
白糖	半小勺	1.5克
酱油	1小勺	6毫升
└ 白酒	半大勺	8毫升
萝卜泥		50克

做法

①在鲽鱼肉上涂抹淀粉。
②用平底锅把油加热，两面煎烤①。
③在锅内放入A的水和调味料煮开，再放入②的鲽鱼，盖上盖子后煮一会儿。然后加入萝卜泥后再煮30秒左右。

建议

除了鲽鱼之外，还可以使用青花鱼、马鲛鱼、金眼鲷等鱼肉替代。如想增加热量，可以放1小勺白糖。

炒豆腐

原料	大约标准	分量
老豆腐	约1/5块	70克
胡萝卜		10克
鲜香菇	1个	10克
鸭儿芹		20克
油	1小勺	4克
高汤	1大勺	15毫升
A ┌ 白糖	半大勺	1.5克
└ 酱油	1/3小勺	2毫升
料酒	1小勺	6毫升

做法

①豆腐用纱布挤干水分。胡萝卜、鲜香菇切成条。鸭儿芹切成1~2厘米长。
②在锅内把油加热，炒①的蔬菜，当全部过油后再加入①的豆腐、高汤、调味料A，接着炒煮。

建议

想控制钾的摄入时，把切好的蔬菜用水洗或者用水浸泡后再进行烹饪。

酒糟汤

原料	大约标准	分量
芋头		15克
胡萝卜		15克
牛蒡		15克
魔芋		20克
油炸豆腐	1/6片	4克
小鱼干高汤	1杯稍少	170毫升
A ┌ 酒糟		5克
└ 白甜酱	1小勺	6克
水	1大勺	15毫升

做法

①芋头、胡萝卜切成7~8毫米厚的半月形。牛蒡切后用水浸泡去涩味。魔芋、油炸豆腐切成1厘米宽的条状。
②把①的原料放进高汤中，煮到原料变软。
③把A的酒糟和白甜酱用水对后，加入②中。

萝卜泥鲽鱼

热量	
121千卡	
蛋白质	
7.8克	
脂肪	
6.3克	
盐	
1克	
钾	
241毫克	
磷	
91毫克	

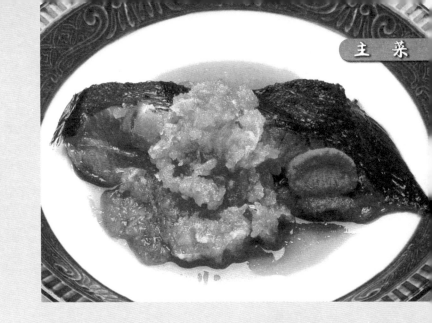

主 菜

炒豆腐

热量	
118千卡	
蛋白质	
5.5克	
脂肪	
6.9克	
盐	
0.3克	
钾	
293毫克	
磷	
102毫克	

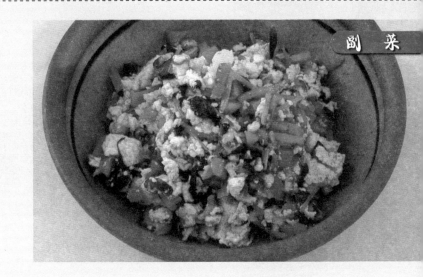

副 菜

酒糟汤

热量	
67千卡	
蛋白质	
2.7克	
脂肪	
1.8克	
盐	
0.6克	
钾	
258毫克	
磷	
51毫克	

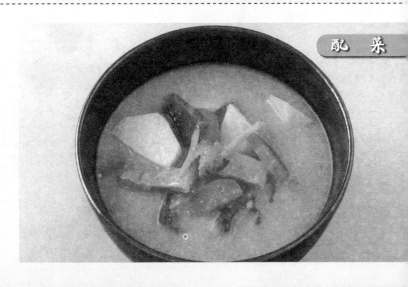

配 菜

目前，一般健康的人，每天摄入的盐为10~15克之间。而为了抑制肾功能低下的病情发展，其盐的摄入量就要减少为健康人群的2/3或者一半。

在本书中建议的食用量为每日6克。从已经习惯了的饮食方式中把盐的摄入量进行如此极端的减少，是相当痛苦的。除了对调味料中的酱油、豆酱、辣椒酱、卤汁等要进行减盐控制外，还要多加注意在加工类食品以及鱼、肉等素材中所含的盐。那么我们就汤汁类、凉拌类等菜肴，介绍一些转换口味，减少食盐的烹饪方法。

腌渍等

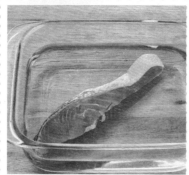 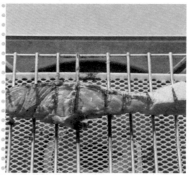

将鱼肉放在1.0%~1.5%的食盐水里进行浸泡腌制，冲洗去盐后再进行烧烤。

凉拌类

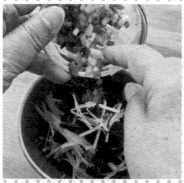 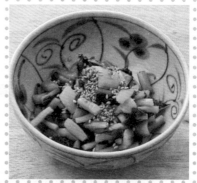

加入葱、生姜、紫苏叶等有药味的调料和芝麻，就可以减少使用调味料的酱油、豆酱、盐等，如果再善于利用醋和柠檬汁等调味，即使是盐味很淡，也能够做出美味的食品来。

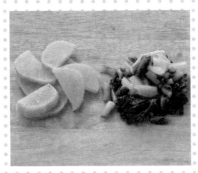 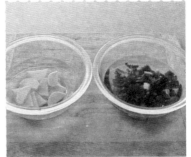

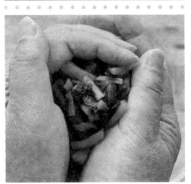

腌制类

腌萝卜、蔬菜等腌菜，切碎后在较多的水中浸泡2~3小时后挤干。通过加入炒芝麻、干松鱼等，哪怕盐减少也能够做出美味来。

汤汁类

豆酱汤、清汤等，如果加入比较多的辅料就可以使汤汁减少，那样就可以减少使用豆酱、酱油等，达到减盐的目的。

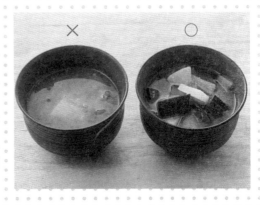

蛋白质的摄入要注意动物性蛋白和植物性蛋白的平衡。其中动物性蛋白的摄入量，约为全部蛋白摄入量的40%~50%时是最合适的。下面是把鱼、肉、蛋、奶制品、豆腐类的优质蛋白，分成一日三餐后建议食用的参考量。在考虑适合自身的固定的蛋白质摄入量的同时，选择更加平衡的素材，进行合适的搭配。

这个标准，是在加入了主食类、蔬菜类、果类、芋类中所包含的40%~50%的植物性蛋白之后所制定的。

每天蛋白质摄入量为60克时的大约标准

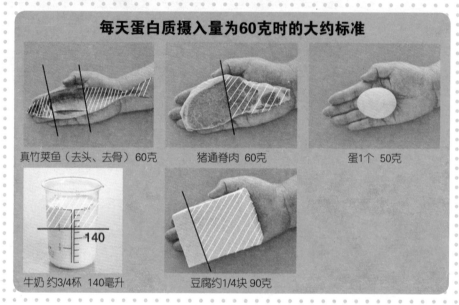

真竹荚鱼（去头、去骨）60克　　猪通脊肉 60克　　蛋1个 50克

牛奶 约3/4杯 140毫升　　豆腐约1/4块 90克

可以代替的食品、食材

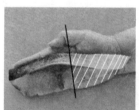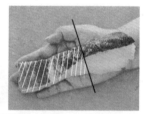

鲕鱼、鳕鱼（切段）60克

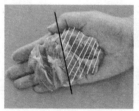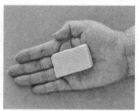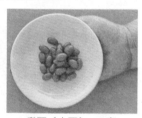

鸡腿肉 60克　　加工奶酪（1片）23克　　煮豆（大豆）20克

每天蛋白质摄入量为50克时的大约标准

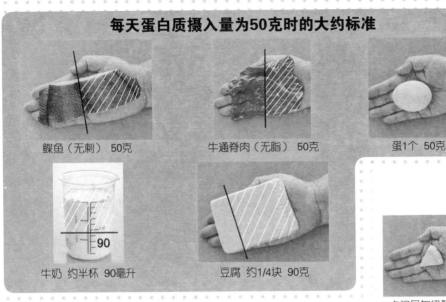

鲽鱼（无刺）50克　　牛通脊肉（无脂）50克　　蛋1个 50克

牛奶 约半杯 90毫升　　豆腐 约1/4块 90克

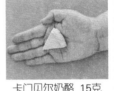

卡门贝尔奶酪 15克

可以代替的食品、食材

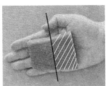

金枪鱼（生鱼片约3块）35克

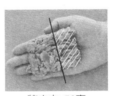

猪肉末 50克

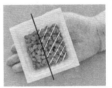

纳豆 20克

每天蛋白质摄入量为40克时的大约标准

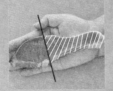

大马哈鱼（无刺切段）30克

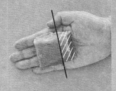

猪里脊肉 30克

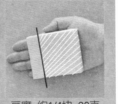

豆腐 约1/4块 90克

蛋 约半个 25克

牛奶 约半杯 90毫升
或者 酸奶 80克

可以代替的食品、食材

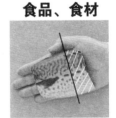

青花鱼（无刺）30克

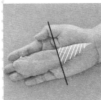

鸡柳肉 30克

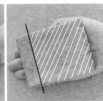

过油豆腐 约1/5片 30克

食品的重量是净重。可以参考其蛋白质含有量，进行素材的更换。

147

哪怕食用低蛋白食物，也必须保证每日所需的能量。

因为如果体内能量不足，其结果就是导致体内必须的组织蛋白降低。而组织蛋白减少，体细胞中的钾就会流进血液中，引发严重的高钾血症。如果能量充足，哪怕蛋白质较少，也能够保持身体的活力，维持健康体魄。

因此，如果不能食用那么富含优质蛋白的肉、鱼、蛋、牛奶、豆腐等食物时，就要花点心思在烹饪上，以期提高能量吸收。

肉类

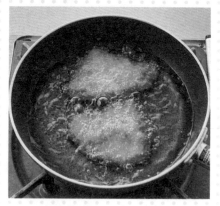 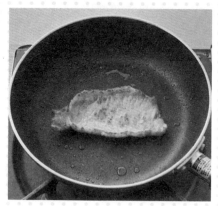

沾上薄薄的面粉或者淀粉，用油煎或者炸。

鱼类

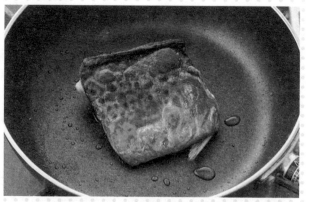

和烤、煮相比，用油在平底锅中煎或者炸更好。

蛋

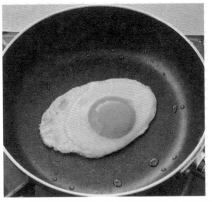 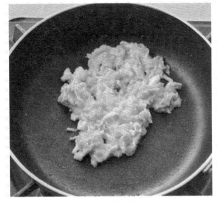

用无盐黄油或者色拉油，做煎荷包蛋、煎蛋或者炒蛋。

豆腐

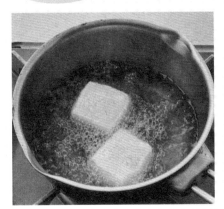 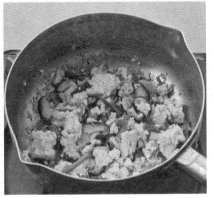

沾上淀粉或者面粉后用油煎的方式做成油煎豆腐，或者用芝麻油炒蔬菜后做成炒豆腐。

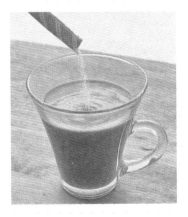

牛奶

做成加入白糖或者蜂蜜的奶茶、奶咖啡。

减少钾摄入的烹饪方法

肾功能低下的人，钾的排泄就会变得不畅。而被诊断为高钾血症时，就要进行钾摄入的限制。

对含有丰富钾的蔬菜和水果，可以通过巧妙的烹饪方法来减少摄入量。特别是对糖尿病肾病患者来说，由于非常容易患上高钾血症，所以在烹饪蔬菜时更不可马虎。

芋类、南瓜等

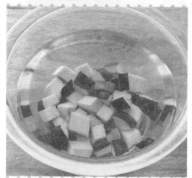
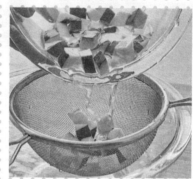

细细切开后，用足量的水冲洗，装进网笊控水后再使用。

蔬菜类

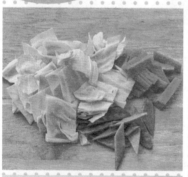
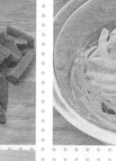

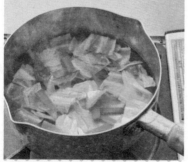

蔬菜可以在炒、煮之前，切好后用水冲洗或者焯水之后再烹饪。就是这么一道工序，就可以去除掉30%~70%的钾。

生吃葱、洋葱等，也用足量的水冲洗后控去水分再料理，可以减少大约一半的钾。

水果类、菇类

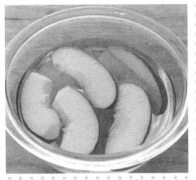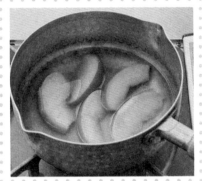

水果中比较硬的苹果、梨子等，快速煮一下就可以去除部分的钾。

而钾含量比较多的菇类，像干燥的菇类（干香菇等），哪怕只是用水泡一下之后再烹饪，都能够除去较多的钾。

面类要使用挂面

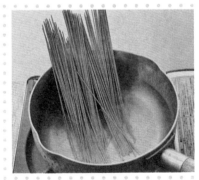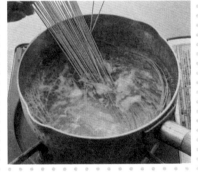

挂面类（荞麦面、素面），与切面相比，煮的时间要长，所以能够除去更多的钾。

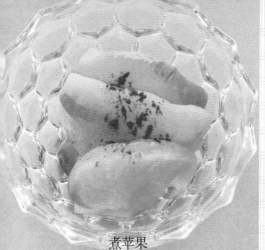

煮苹果

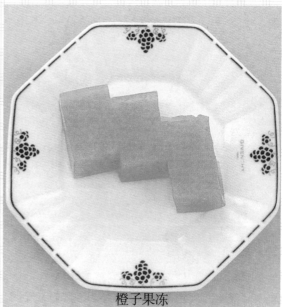

橙子果冻

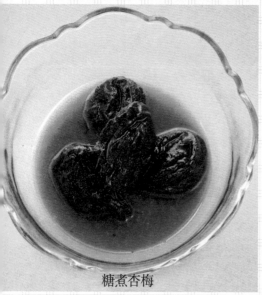

糖煮杏梅

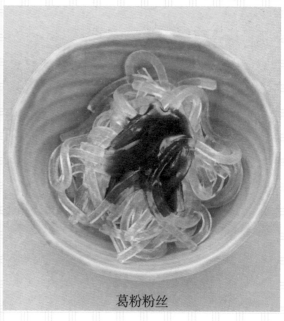

葛粉粉丝

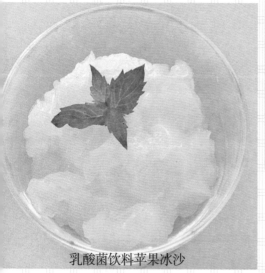

乳酸菌饮料苹果冰沙

饮食疗法的基本原则
通过饮食疗法以减轻肾脏的负担，抑制病情的发展

肾脏病饮食的三个基本原则

肾脏病患者饮食疗法的基本原则是控制盐和蛋白质的摄入量。肾脏，发挥着排泄蛋白质在体内被代谢、分解后所生成的含氮化合物和酸等废弃物的作用，以及把超过身体所需，过量摄入的盐和水分排泄到尿液中去的作用。

因此，如果摄入超过身体所需的蛋白质和盐，就会加重肾脏负担，使原本功能较弱的肾脏更加不堪重负，进而导致病情恶化。

在肾脏病恶化之时，如果仍然摄入过剩的蛋白质和盐，尿素化合物和盐、水分就会在体内蓄积。过量摄入盐是高血压和浮肿的主要原因。除此之外，因为钾和磷也会在体内蓄积，所以也需要控制进食含有这些元素的食材。蔬菜、水果、芋类、豆类等食物中富含钾，是健康人群需要积极摄取的重要营养成分之一。磷存在于含有蛋白质的食物之中。以上这几种物质，只要是有肾功能降低，就会变得排泄不畅。

另外一点需要注意的是适量的能量摄取。通常情况下，能量是从碳水化合物、脂肪以及蛋白质中摄取的。所以如果限制蛋白质摄入，那么总体上能量的获取就会减少。

而如果不摄取充分能量，不仅蛋白质摄入限制的效果不能实现，而且会导致体力下降，所以必须努力避免这样的情况发生。因限制蛋白质摄入而导致不足的能量，可以通过增加脂肪和碳水化合物来进行补充。

不过，过量摄入脂肪，会导致动脉硬化，所以通过脂肪补充能量时，要控制在能量摄入量的15%~20%以内为宜。

必须的能量摄入量，因年龄、性别、活动量等不同而不同，但是一般情况下是每标准体重1千克，其摄入量大约为27~39千卡。

蛋白质的摄入限制

说到含有较多蛋白质的食品，一般都会想到肉、鱼贝类、蛋、乳制品等，而事实上米饭、面包、面类、果实类和芋类、蔬菜等里面也会含有蛋白质。因此，

首先非常重要的是要清楚食材中所含蛋白质的量。

不含蛋白质，而又能够成为能量来源的食物，有白糖、果酱、果汁以及淀粉、油脂类等。

为了实现低蛋白饮食这一目标，其基本原则就是需要计算各种食材所含的蛋白质的量来制定菜单。为了能够简单明了地进行计算，我们把蛋白质按每3克为1个单位，来控制一天的蛋白质摄入量。

由于每日蛋白质的摄取量的指导线为60克，所以也就是每日20个单位。如果是50克，也就是16~17个单位之间。因为这是一日的摄取量，所以可以按照早、中、晚三餐的分配比例来进行菜单的制订。

另外，在摄取蛋白质时，最好能够摄取70%左右的体内无法生成的必需氨基酸。人体所必需的氨基酸，主要多含于肉、鱼、蛋等动物性蛋白中。

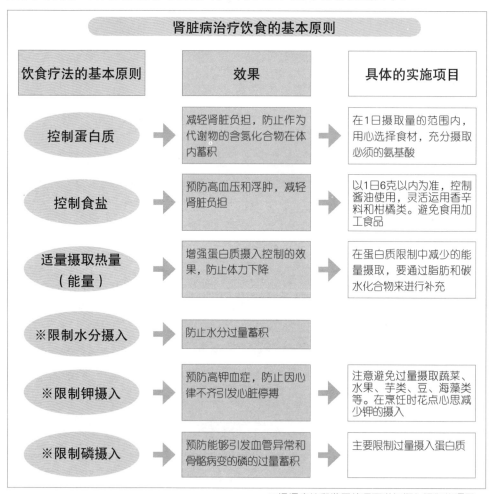

肾脏病治疗饮食的基本原则

饮食疗法的基本原则	效果	具体的实施项目
控制蛋白质	减轻肾脏负担，防止作为代谢物的含氮化合物在体内蓄积	在1日摄取量的范围内，用心选择食材，充分摄取必须的氨基酸
控制食盐	预防高血压和浮肿，减轻肾脏负担	以1日6克以内为准，控制酱油使用，灵活运用香辛料和柑橘类。避免食用加工食品
适量摄取热量（能量）	增强蛋白质摄入控制的效果，防止体力下降	在蛋白质限制中减少的能量摄取，要通过脂肪和碳水化合物来进行补充
※限制水分摄入	防止水分过量蓄积	
※限制钾摄入	预防高钾血症，防止因心律不齐引发心脏停搏	注意避免过量摄取蔬菜、水果、芋类、豆、海藻类等。在烹饪时花点心思减少钾的摄入
※限制磷摄入	预防能够引发血管异常和骨骼病变的磷的过量蓄积	主要限制过量摄入蛋白质

※根据病情和发展状况而进行摄入限制的项目。

盐摄入要控制在1日6克以内

由于主食是大米，所以不管怎样盐的摄取量都容易增高。而为了减轻肾脏负担，预防高血压和浮肿，要把每日摄取的盐控制在6~7克以内。这个量大约相当于正常普通饮食的一半的摄入量。

如果不改变原先的烹饪方法，仅靠减少烹饪时加入的盐，就会让饭菜变得索然无味。所以要花点心思来控制盐，比如充分利用香辛料和柑橘类，采用素烧的方式烹饪出美味来。

食盐的摄取量说的是附加食盐量，也就是在调味中所加的食盐量，是通过这个来进行控制的。

不过，像腌渍大马哈鱼、干货等食材中由于已经包含了附加盐，所以对这些加工食品中所含的盐，是需要多加注意的。

另外，在面包和面类中由于也含有盐，所以在进行严格的盐摄入限制时，推荐食用米饭。因为在乌冬面和荞麦汤面的汤汁中也会加入盐，所以建议用油做成炒面食用。

食材中所含的盐

分类	调味料	估测量	重量/克	盐/克
调味料	盐	1小勺	5	5.0
	酱油（重口）	1小勺	6	0.9
	酱油（轻口）	1小勺	6	1.0
	甜酱	1小勺	6	0.4
	浅色辣酱	1小勺	6	0.7
	红味噌	1小勺	6	0.8
	麦酱	1小勺	6	0.6
	豆酱	1小勺	6	0.7
	面素（无水）	1小勺	6	0.2
	辣酱油	1小勺	6	0.5
	中浓调味汁	1小勺	5	0.3
	色拉油沙司	1大勺	12	0.2
	法式生菜调味酱	1大勺	13	0.5
	番茄酱	1大勺	16	0.6
	高汤宝（固体）	1个	4	1.7
	比萨沙司	1大勺	15	0.3
	蚝油	1小勺	4	0.3

分类	食品名称	估测量	总量/克	盐/克
鱼贝类	竹荚鱼剖开	1片	100	2.1
	沙丁鱼丸（未干透）	1尾	30	1.7
	串鱼干（未干透）	1尾	15	0.9
	沙丁鱼干	1尾	15	0.6
	沙丁鱼料酒腌鱼干（日本鳀鱼）	3段	30	0.6
	沙丁鱼（油腌罐头）	3尾	40	0.6
	蒲烧鳗鱼	1段	100	1.3
	螃蟹（罐头）	半小罐	50	0.7
	盐腌大马哈鱼	1段	50	4.1
	烟熏鲑鱼	2片	30	1.8
	大马哈鱼（水煮罐头）	半小罐	50	0.5
	腌渍青花鱼	2/3段	50	0.9
	盐醋腌渍青花鱼	5段	50	0.8
	柳叶鱼	2尾	40	0.4
	煮章鱼（足）	1小条	30	0.2
	金枪鱼（油腌罐头）	1/3小罐	30	0.4
	鱼糕	2段	30	0.7
	油炸鱼丸子	1小片	30	0.6
	半平	1/3片	30	0.5
	筒状鱼卷	小半条	30	0.6
	鱼肉丸子	2个	40	0.6
肉加工品	烤牛肉	半段	30	0.2
	叉烧猪肉	1片	20	0.5
	腊肉	1片	20	0.4
	里脊火腿	1片	20	0.6
	咸牛肉	半小罐	10	0.2
	香肠	1根	20	0.5
	肝脏糊糊	1大勺	15	0.3
主食	主食面包	6片切的1片	60	0.8
	羊角面包	1个	50	0.6
	盘肠面包	1个	30	0.4
	煮乌冬面	1团	250	0.7
	素面（干）	1人份	80	2.4
	中华煮面	1团	170	0.3
	快食面	1人份	100	1.2
	意大利面条（煮）	1人份	180	0.7
	玉米片	1杯	120	2.5
腌制品	减盐梅子	中1个	10	1.0
	糠腌芜菁	小1个	30	1.0
	糠腌黄瓜	1/3根	30	0.8
	朝鲜辣腌白菜	1大碟	30	0.7
	醋腌生姜	半大碟	10	0.1
	腌萝卜	2片	20	1.4
	糠腌萝卜	2片	20	0.5
	糠腌茄子	半小根	30	0.5
	腌野泽菜	1大碟	30	0.7
	腌白菜	1满碟	40	0.1
	腌荞头（辣韭）	小5粒	20	0.5
	紫苏叶腌茄子	1大碟稍弱	20	0.4

分类	食品名称	估测量	总量/克	盐/克
腌制品	日本福神腌	1大碟稍弱	20	1.0
	糖醋泡菜	小3根	40	0.1
豆类	煮斑豆	2.5大勺	40	0.1
	煮大豆	3大勺	40	0.1
	煮蚕豆	5粒	30	0.2
	盐豌豆	1大勺	20	0.4
	煮小豆（罐头）	小1/3罐	70	0.1

外食时倍受欢迎的快餐中所含的盐和蛋白质

分类	食品名称	盐/克	蛋白质/克
日式	笊篱荞麦面	2.7	10.3
	山药泥荞麦面	2.7	10.9
	鸡肉南蛮荞麦面	4.6	22.7
	油渣荞麦面	4.8	9.6
中华料理	拉面	6.2	20.3
	什锦中华荞麦面	4.6	26.0
	炒饭	3.3	18.9
西式	意大利面（蛤蜊）	5.6	23.3
	意大利面（番茄肉酱）	2.3	16.8
	什锦三明治	3.7	24.1
	汉堡（1个）	2.6	20.0
	薄饼	0.5	8.8
主食饭类	手握寿司	4.3	21.6
	什锦寿司	14.1	3.8
	油炸豆腐饭团（5个）	5.1	22.2
	鳗鱼盖浇饭	3.8	26.1
	猪排盖浇饭	4.3	28.9
	天妇罗盖浇饭	3.8	18.8
	鸡肉蛋盖浇饭	3.1	25.1
	咖喱米饭	3.1	27.1

提防蛋白质摄入限制的同时引起能量摄入不足

如果限制蛋白质摄入，那么也可能导致摄入的总体能量不足。而一旦能量不足，就会引起体力下降，肾脏功能的恢复也会变得迟缓，所以需要注意摄取适当的热量。

因此，为了补充能量，需要通过增加脂肪和碳水化合物来进行。在烹饪上，也可以使用油炸或油煎的方式，以及使用生菜酱或者法式生菜调味酱等。

另外，在午餐时也可以吃点糖煮水果或者果冻之类。只是，哪怕是甜食，也有使用小豆馅的日式点心和使用牛奶和乳制品的冰淇淋和蛋糕等，所以也会含有较多的蛋白质，需要多加注意。

每单位食品及其钾、磷的含有量

分类	食品名称	每1单位重量/克	钾/毫克	磷/毫克
猪肉	肩肉（带脂肪）	15	50	30
	通脊肉	15	50	30
	腿肉	15	50	30
	五花肉（带脂肪）	20	50	30
	里脊肉（无脂肪）	15	60	40
	肉末	15	50	30
	叉烧	15	40	40
	猪肝	15	40	50
	腊肉	25	50	60
	火腿（通脊）	20	50	70
	火腿（无骨）	15	40	50
	猪牛肉什锦香肠	25	50	50
	法香肠	25	50	40
	芸香香肠	25	50	50
	猪肝糊糊	25	40	70
牛肉	肩肉	15	50	30
	肩通脊肉	15	50	30
	腰肉	15	50	30
	五花肉	15	50	30
	腿肉	15	50	30
	牛舌	20	40	30
	牛肝	15	50	50
	肉末（脂肪较多时，每20克的含有量）	15	50	30
鸡肉	胸脯肉、腿肉（连皮）	15	40	30
	胸脯肉、腿肉（去皮）	15	50	30
	鸡柳肉	15	60	30
	肉末	15	40	10
	鸡肝	15	50	50
鱼贝类	赤鱼鲷	20	60	30
	竹荚鱼	15	50	40
	竹荚鱼剖片	15	50	30
	甘鲷	15	50	30
	鸡鱼	15	50	30
	沙丁鱼（远东拟沙丁鱼）	15	50	40
	料酒腌鱼干	5	20	30
	沙丁鱼（油腌罐头）	15	40	60
	鳗鱼（蒲烧）	15	50	50
	旗鱼	15	70	40
	太平洋鲱鱼卵（泡水）	20	–	20
	松鱼（生鲜）	10	40	30
	干松鱼	5	50	40
	梭鱼	15	50	20
	鲽鱼	15	50	30
	鳕鱼	15	50	30
	金眼鲷	15	50	70
	腌渍大马哈鱼	15	50	40
	青花鱼	15	50	20

分类	食品名称	每1单位重量/克	钾/毫克	磷/毫克
鱼贝类	青花鱼（水煮罐头）	15	40	30
	腌渍青花鱼	10	30	20
	马鲛鱼	15	70	30
	秋刀鱼	15	30	30
	柳叶鱼（日本产鱼干）	15	60	70
	沙丁鱼干	10	30	70
	鲷鱼	15	70	40
	太平洋鲱	15	50	40
	公鱼	20	20	70
	公鱼（煮）	10	50	80
	赤贝	20	60	30
	蛤仔	50	70	40
	牡蛎	45	90	50
	文蛤	50	80	50
水产加工品	鱼糕	25	30	20
	油炸鱼丸子	25	20	20
	鱼肉丸子	25	50	30
	法兰式蒸鱼	40	60	40
	筒状鱼卷	25	20	30
豆类·加工品	煮小豆	35	160	40
	油炸豆腐	15	10	40
	油炸豆腐丸子	20	20	40
	炒熟黄豆面	10	190	50
	冻豆腐	5	—	40
	大豆（煮）	20	70	40
	老豆腐	45	60	50
	嫩豆腐	60	90	50
	纳豆	20	130	40
	过油豆腐	30	40	50
	豆腐皮（干）	5	40	30
	豆腐皮（鲜）	15	40	40
乳制品	牛奶	90	140	40
	咖啡牛奶	140	120	80
	冰淇淋	90	140	100
	软冰淇淋	80	150	90
	纯生冰淇淋	150	120	75
	脱脂奶粉	10	180	100
	加工奶酪	15	10	110
	白干酪	25	10	30
	豆奶（调制）	80	150	40
	酸奶（无糖）	80	140	80

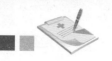

控制钾、磷摄入的烹饪技巧

肾脏病不断发展恶化，钾和磷就会无法顺利排泄，从而引起高钾血症或者导致磷在体内过度蓄积等。而患上高钾血症后，就会引发心律不齐，甚至有导致心脏停搏的危险。同时，如果磷在皮下组织或者血管内沉积，还会引发骨骼病变。

所以请注意不要过量食用含钾较多的水果和蔬菜、芋类、豆、海藻类等。同时，过量摄取蛋白质，也会导致钾和磷过剩。

蔬菜和芋类可以切好用水浸泡后再进行烹饪，如果用水煮一下，最后把煮的水弃掉，这些做法都可以减少钾的摄入。果汁和蔬菜汁也含有较多的钾，所以摄入量也需要注意。

如果控制蛋白质的摄入，磷的摄入量也会自然减少。

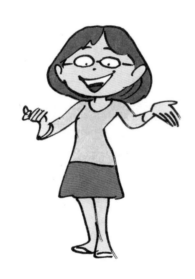

控制盐的问与答

Q 每天都是日式饮食。所以麻烦请教一下日式饮食中，如何进行减盐呢？

A 在日式饮食中，因为有煮物和腌渍食品，所以盐的摄入就容易增多。

您不妨在每次的饮食中，加入一点西式或者中式的料理看看。因为加入了油和香辛料，所以即便盐减少，也能够吃出美味来。

腌渍类食品，哪怕是很少的量，其含盐量也比较多。而如果在蔬菜中加入含香草的醋，或者用油炒，以及用西式调味，哪怕放很少的盐，也可以享用到美味。而对于那些无论如何都会选择日式饮食的人来说，也可以使用减盐酱油、减盐味噌等特殊的调味料。

Q 麻烦请教一下在做煮物、调拌类料理时，能够进行盐控制的烹饪方法吗？

A 鱼（特别是贝类、鱿鱼、虾子等）和肉类，如果采用素烧的方式，就可以烧出独特的香味来。鲜度较高的食物，可以不放盐，只需浇上柠檬汁或柚子汁，就香味扑鼻了。在青背鱼中，EPA、DHA等不饱和脂肪酸的含量较高，对身体非常有益，这一点我们已经明确。但是和白色鱼肉比起来，其腥味也比较大，所以不自觉地就会使用较多的酱油和味噌等。而如果通过油煎后再煮等烹饪方式，使其散发出焦香味后再调味，此时哪怕用很淡的调味品，也不会再感到鱼腥味了。

蔬菜也可以用油快速煸一下，有焦香味之后再调拌，或者通过水煮等方式进行烹饪，就算调味料的盐较少，也可以享受到美味。

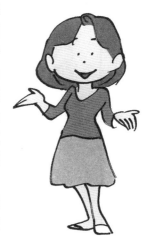

Q 听说如果调味料最后再放入，哪怕味道较淡也有满足感……不知道是真的吗？

A 饭菜入口后，首先感知盐等味道的，是味蕾比较集中的舌尖和舌两侧。当素材煮到变软时，用调味料在食物表面调味，那么即使是很少的盐，也能够直接接触到舌面。因此，在进食的瞬间就能够感觉到盐味，所以容易满足。

Q 听说在煮物、汤类食物中使用的松鱼高汤、海带高汤、小鱼干高汤、鸡架高汤等里面含有盐……是真的吗？

A 因为日本人比较喜欢日式饮食和汤类、煮物类等，所以高汤是不可或缺的。但是如同您所提问的一样，松鱼、海带、小鱼干、鸡架等食材里面，是含有盐的。因此，当需要进行极为严格的盐控制时，我们还是推荐使用盐含量为零的香菇高汤。

另外，松鱼高汤、鸡架高汤中所含的蛋白质都要比香菇高汤稍高一些。所以如果需要控制蛋白质摄入，在烹饪汤类、荞麦面、乌冬面、火锅等需要使用较多盐的料理时，我们都推荐使用香菇高汤。

控制蛋白质的问与答

Q 我们接受了每日蛋白质摄入量为50克的指导。能告诉我们在一次的饮食中，可以使用的食物及其大约的分量吗？

A 蛋白质摄入量如果为50克的话，也就是16个单位。把它分成三等份，也就是每次大约17克（5个半单位）的蛋白质。下面我们具体介绍一下，在一次饮食中可以摄取的食物和分量。

- 主食米饭约1.5小碗（180克）。
- 肉或者鱼50~60克。如果是鸡蛋为1个。
- 芋类50~70克。
- 豆腐70克（约1/5块）。

●蔬菜选择黄绿蔬菜和浅色蔬菜搭配食用，约70~80克。

●牛奶约100克（半杯）。

●水果如果是草莓为2~3粒。

在相同的食品类别中，可以自由替换（比如豆腐可以选择油炸，牛奶可以换成酸奶等）。

 每天蛋白质的摄入量规定为60克。可是如果也同时被诊断为骨质疏松症，就必须充分摄取钙。那么能请教一下有什么好的钙补充来源吗？

 作为钙补充源牛奶的代替品，我们推荐使用肾脏病治疗专用的低蛋白牛奶。

这样，25克低蛋白牛奶就可以摄取相当于1包普通牛奶的大约125毫克的钙。特别是对50岁以上的女性来说，也是非常重要的钙质补充源。每20~25克，可以用100毫升的热水对后饮用。

 一日的蛋白质摄取量被限制在60克以内，尽管也告诉我其中优质蛋白的摄入要占到半数以上为佳，可是哪些食物中含有优质蛋白呢？

 蛋白质是由很多氨基酸组成的物质。氨基酸是内脏、肌肉、血液等的营养素，但是却是一种体内无法合成的物质。因为在体内无法合成，所以称之为必需氨基酸。所谓优质蛋白，就是指含有较多此种必需氨基酸的蛋白质。如肉、鱼、蛋、奶制品、大豆等，每日蛋白质摄入量的一半，我们都可以通过以上食物获取。

能量摄取的问与答

 在提高能量摄入时使用的油中，动物性脂肪和植物性脂肪哪一个更好呢？

 治疗专用饮食的用油量，每日为60克左右，就其比例来说，一般认为1∶1是最为理想的比例。

不过，年轻人一般使用黄油、猪油，以及含脂肪较多的肉类，而高龄者以及有高血压、高胆固醇、糖尿病、动脉硬化等并发症的患者，要使用以植物性脂肪为主的料理方式。但是无论哪一种，都要选择减盐的饮食方式。不过就算是高龄者，如果没有以上并发症，也希望能够偶尔用无盐黄油进行调味，来丰富自己的饮食。

 为了多摄取能量，推荐我们食用油炸类和炒菜类，可是能请教一下适合高龄者的清淡的饮食方法吗？

𝒜 肾脏病患者，一般都需要补充能量。作为能量的来源，有淀粉类和糖类，但是效率最高的能量补充来源是油脂。只是对高龄者来说，哪怕只是用油炸或者炒一下，都会觉得厌烦。

西式、中式料理中，由于多使用油，所以不受高龄者欢迎。因此，不妨把日式料理的煮物用油炒一下，或者在醋味噌或者萝卜泥、色拉调料等里面加入芝麻油试试看。

在天妇罗或者炸制的油炸食品中浇上柠檬、柑橘、柚子等柑橘类的榨汁，也可以使饮食清淡。

哪怕只是在盐较少的酱汤中滴进入几滴芝麻油，都可以使摄入的能量升高，所以就算是味道较淡的酱汤，也可以得到满足。

Q 我听说为了增加能量，可以多食用含糖量较多的果实类。而我又是喜欢吃甜食的人，所以请教一下既能够控制蛋白质，又可以提高能量摄入的甜食有哪些？

𝒜 很遗憾的是，大多数点心的蛋白质含量都比较高，所以需要注意一下。在市面上销售的点心中，蛋白质含量较少的有糖、苹果馅饼、冰冻果子露、碳酸饮料等。

相反，必须注意的是使用小豆等馅料的日式点心，或者使用牛奶的冰淇淋以及脆饼，还有使用鸡蛋的西式点心等，都含有较多的蛋白质。

限制蛋白质摄入的话，就不能满足每天需要摄取的能量要求。那么当蛋白质摄取在每天50克以内时，怎么做才好呢？

单次饮食中，尝试在主菜、副菜、配菜中的任一菜品中使用油。

主菜中的鱼肉类、豆腐等可以用油炸，或者做煎肉。把副菜或者配菜中使用的蔬菜用油炒后再煮，或者用油调拌后再吃。焯拌菜、凉拌菜，可以撒点芝麻再吃也不错。做主食米饭时，也可以放点油进去，这样不仅米饭的光泽较好，而且热量也会增加。

钾、磷控制的问与答

 现在正在进行钾摄入的控制。请问在食材和烹饪方面有哪些需要注意的地方？

作为含钾量较多的食物，就拿蔬菜、水果来说吧。南瓜、芋类、番茄、香蕉、猕猴桃、甜瓜等都含有较多的钾。而含量比较少的有梨子、西瓜、蜜橘、苹果等。罐装水果由于含钾较少，可以放心食用，但是也不要过量。

因为钾溶于水，所以蔬菜类如果煮后挤干，或者用水冲洗，钾就会流失，从而减少钾的含有量。萝卜泥，可以控去汁水。另外就是，钾多含于皮和种子等部位，所以可以剥皮或者去种子后再食用也不错。

我正在接受透析治疗。因为非常喜欢水果，但是又被告知水果钾含量较多，需要注意食用量。那么每天究竟可以吃多少水果呢？

CKD患者，在没有明确的钾摄入控制指示时，每天水果的进食标准是150~250克之间。而透析治疗中血清中的钾含量较高时，就请你和医生、营养师进行具体商谈。一般每日不超过50~70克。

而像香蕉、甜瓜、果脯类，由于含钾量较多，需要控制进食。

把水果切成合适大小后用水浸泡，然后做成糖煮水果，多少都可以减少一些钾。只是这样做维生素C也会减少。

我正在接受透析治疗。为了不导致高磷血症，必须控制食用含磷多的食品。能告诉我哪些食物中含磷较多吗？

A 食材中含磷较多的食物有鱼类、肉类、乳制品等。其中含磷较多的鱼有目刺鱼、柳叶鱼干、大正虾、车虾、日本银鱼、飞鱼、金眼鲷、咸鳕鱼子、鱼子和小鱼等。在肉类中有肝脏类、加工后的火腿、腊肉等（含盐量也较高）。

乳制品（牛奶、酸奶、奶酪类）等含钾量也比较高，所以尽管是建议大家每天都要食用的，不过还是要控制进食量。

避免过量饮食，是确定饮食疗法之后的基本，因为如果没有过量摄入蛋白质，那么磷的摄取也就不会过量。

在外就餐的问与答

 我是慢性肾炎患者，也有点高血压。盐每日6克，每次饮食限制在2克。那么能请教一下在外面吃饭时的菜单选择以及饮食方式吗？

A 一次在外就餐中，其盐一定要控制在2克，最多3克的程度。因为主食的面包和面条中含有盐，所以最好选择没有放盐的米饭和小菜搭配的方式。天妇罗和油炸食物，不是直接把天妇罗卤汁或者调味汁浇上去，而是要蘸着吃。

生鱼片的套餐也是，把酱油稍微用冷开水稀释之后再浇上去。而套餐中配的汤类和腌渍类要少吃为好。不得已而食用面类时，卤汁就不要放了。在选择荞麦面、荞麦冷面的时候，其卤汁可以用面汤稀释之后再把面放进去。

也可以把减盐酱油和汤类等装到小容器中随身携带，或者自带盐测量计在食用前确认一下为好。

我需要进行水分的控制。请教一下在家庭烹饪中控制水分的方法，以及在外就餐中如何控制水分摄入？

在肾脏病疗养中，当出现浮肿或者尿量减少时，就需要进行水分摄入的限制。和水分控制一道，盐摄入限制也会变得严格起来。

在日式料理中，天妇罗、油炸食品、油煎食品等，西式餐饮中的油炸、煎肉、炒菜等，这些料理都是不怎么用到水的做法，不妨使用这些方式进行烹饪。

天妇罗汁、卤汁、调味类等由于含盐量较多，所以需要进行饮食控制。

在外就餐时，避免食用卤汁乌冬、卤汁荞麦面，而尽量选择蘸汤乌冬、荞麦冷面，并且都控制食用卤汁和汤料。食用套餐时，和在主菜、副菜中使用汤汁的煮物相比，选择油炸类、炒菜类更好，并且套餐中配的汤类就不要喝了。主食面包中，我们推荐食用的是使用水分比较少的法式面包做成的味道较淡的三明治、油酥面包类。

预防糖尿病肾炎的饮食问答

 血糖有点高，有没有可以注意点的饮食疗法？

中老年朋友一旦被诊断为代谢综合征、肥胖的话，那么首先要做的就是每天2 000千卡以下的饮食控制，以及适度的运动。

代谢综合征、肥胖与所有的生活习惯病和糖尿病都有关系，而且也是高血压症、高脂血症、高血糖的病因。并且患上糖尿病后如果松懈了对血糖的控制，就会引起肾功能降低。

如果可以让血糖值处于稳定状态，就算患上糖尿病也不会发展成为糖尿病肾炎，甚至可以一直保持良好状态，这一观点已经为我们所知。

关于饮食疗法，如果患者已过中年，热量是每1千克标准体重为25~30千卡，蛋白质是每1千克标准体重为1~1.2克，能够具有这样摄入量的菜单是比较理想的。有关盐的摄取，如果只有高血糖，可以不进行控制。不过对于高血压患者来说，其盐的摄取每天要控制在6克以内。

对于高脂血症患者来说，要选择胆固醇含量较少的饮食。

原料和分量（1人份）

德国吐司

主食面包	六片装的1片	60克
胡椒粉	少许	
A 鸡蛋	1个	50克
牛奶	2大勺	30毫升
盐	少许	0.2克
无盐黄油		6克
香芹	少许	

白干酪色拉

狝猴桃		50克
蜜橘（罐头）		20克
生菜		20克
B 白干酪		20克
新鲜冰淇淋	1小勺	5克
白糖	1/3小勺	1克

一盘早餐的菜单做法（p.90）

能量	蛋白质	脂肪	盐	钾	磷
387千卡	16.2克	17.2克	1.4克	354毫克	216毫克

德国吐司

①把A的鸡蛋打散，加入牛奶、盐、胡椒粉后搅拌。

②把主食面包一切为二，放入方形菜盘中，再放入①中浸一下。

③在平底锅中把黄油熔化后，双面煎②，撒上切碎的香芹。

白干酪色拉

①把去皮后狝猴桃切成合适大小。

②把B的白干酪、新鲜冰淇淋、白糖等混在一起，放入①的狝猴桃、蜜橘后拌匀。

③把②放到生菜叶上。

原料和分量（1人份）

炒蔬菜三明治

主食面包	12片装的2片	70克
卷心菜		30克
胡萝卜		20克
洋葱		10克
油	1小勺	4克
盐	少许	0.2克
片状奶酪	约1/3片	7克

鸡蛋奶昔

鸡蛋	半个	25克
牛奶	半杯	100毫升
水	1/4杯	50毫升
蜂蜜	半小勺	4克
小西红柿	2个	30克

一盘早餐的菜单做法（p.90）

能量	蛋白质	脂肪	盐	钾	磷
391千卡	15.6克	15.6克	1.4克	472毫克	255毫克

炒蔬菜三明治

①卷心菜、胡萝卜切成丝，洋葱切成薄薄的扇形。

②在平底锅中把油加热，炒①，并放盐调味。

③蔬菜变软后，把片状奶酪用手撕碎后加入搅拌。

④把③夹在两片面包里。

鸡蛋奶昔

①把鸡蛋、牛奶放入小锅内充分搅拌，加入水和蜂蜜后点火。

②加热到沸腾，倒入杯子里。配上小西红柿。

一盘早餐的菜单做法（p.90）

能量	蛋白质	脂肪	盐	钾	磷
349千卡	13.7克	17.5克	1.5克	341毫克	179毫克

烤面包和酸奶色拉

烤面包

①主食面包稍烤后分切成两份。

②打开A的鸡蛋，然后加入牛奶、胡椒粉、盐后搅拌。

③在平底锅中倒入油加热，倒入②。用铲子炒到半熟状态后，放在①的面包上。

酸奶色拉

①番茄、苹果切成一口大小。

②把B充分调拌后做成酸奶酱。

③把①装入生菜叶，浇上②的酸奶酱。

原料和分量（1人份）

烤面包

主食面包	6片装的1片	60克
A鸡蛋	1个	50克
A牛奶	1小勺	5毫升
A胡椒粉	少许	
A盐	少许	0.2克
油	半大勺	6克

酸奶色拉

番茄		30克
苹果		20克
生菜叶		20克
B酸奶（无糖）	1大勺	15克
B生菜酱	1小勺	4克
B盐	少许	0.2克

一盘早餐的菜单做法（p.91）

能量	蛋白质	脂肪	盐	钾	磷
377千卡	14.4克	6.2克	1.2克	605毫克	268毫克

沙丁鱼和小油菜蛋包饭

沙丁鱼和小油菜蛋包饭

①小油菜切成3厘米长，胡萝卜切成粗粗的条形。

②在锅内把高汤煮开，放入米饭、胡萝卜后再煮开。当胡萝卜变软时，放入小油菜、沙丁鱼干、酱油进行调味。

③在全体变成粥状时，搅入打好的鸡蛋，煮至鸡蛋半熟状。

水果

①配上香蕉、猕猴桃。

原料和分量（1人份）

沙丁鱼和小油菜蛋包饭

米饭		130克
小油菜		20克
胡萝卜		10克
高汤	1.5杯	300毫升
沙丁鱼干	1大勺	5克
酱油	半小勺	2.5毫升
鸡蛋	1个	50克

水果

香蕉	半根	40克
猕猴桃	半个	40克

原料和分量（1人份）

炒蛋和茶腌青葱

米饭		130克
鸡蛋	1个	50克
盐	少许	0.3克
油	1小勺	4克
香葱		5克
烧海苔	少许	
A ┌ 高汤	3/4杯	150毫升
└ 酱油	半小勺	3毫升

水果酸奶

蜜橘（罐头）	20克
葡萄柚	70克
酸奶（加糖）	30克

一盘早餐的菜单做法（p.91）

能量	蛋白质	脂肪	盐	钾	磷
402千卡	12.9克	9.9克	1.2克	342毫克	217毫克

炒蛋和茶腌青葱

①鸡蛋打开后放盐搅拌。
②在小锅内把油加热，倒入①的鸡蛋，用3~4根筷子边搅拌边烧到糊状。
③在容器内放入米饭，然后把②倒在上面。撒上环切的香葱，放上烧海苔。
④在食用前浇上放酱油的高汤。

水果酸奶

在蜜橘和葡萄柚上浇上酸奶。

炒蛋和茶腌青葱

原料和分量（1人份）

菠菜鸡蛋迷你盖浇饭

米饭		130克
鸡蛋	1个	50克
菠菜		50克
芝麻油	半大勺	6克
高汤	1/4杯	50毫升
A ┌ 白糖	2/3小勺	2克
├ 酱油	半小勺	3毫升
└ 盐	少许	0.5克

甜醋拌裙带菜筒状鱼卷

生裙带菜		10克
筒状鱼卷		20克
B ┌ 白糖	1/3小勺	1克
└ 面素（浓缩）	1/3小勺	2毫升
醋	半小勺	2.5毫升

一盘早餐的菜单做法（p.91）

能量	蛋白质	脂肪	盐	钾	磷
404千卡	13.8克	12.3克	1.9克	569毫克	200毫克

菠菜鸡蛋迷你盖浇饭

①鸡蛋打开充分搅拌。菠菜切成4~5厘米长。
②在小锅内把油加热，把①的菠菜快速炒一下。加入高汤和调味料A。
③当②沸腾时，环浇入①的鸡蛋，鸡蛋到半熟时，倒在米饭上。

甜醋拌裙带菜筒状鱼卷

①把热开水浇到生裙带菜上，之后切成方便食用大小。筒状鱼卷薄薄环切。
②搅拌B的调味料后调拌①。

建议

①想控制钾摄入的朋友，不妨把菠菜切好后用水冲洗之后再进行烹饪。

菠菜鸡蛋迷你盖浇饭

午餐菜单做法（p.92）

原料和分量（1人份）

鸡蛋和蔬菜咖喱炒饭

能量	蛋白质	脂肪	盐	钾	磷
532千卡	12.4克	18.4克	1.4克	304毫克	193毫克

鸡蛋和蔬菜咖喱炒饭

①打开鸡蛋。

②洋葱、胡萝卜、青椒粗粗地刀切。

③在平底锅内把油加热，倒进①的鸡蛋，快速炒一下。然后加入②的蔬菜接着炒。

④米饭放入③，加入调味料A和奶酪粉，搅拌着炒。

⑤装盘，撒上切碎的香芹。

作为配餐，可以使用水果或者使用减盐色拉调料做的色拉等。

米饭		180克
鸡蛋	1个	50克
洋葱		30克
胡萝卜		20克
青椒		20克
油	1大勺	12克
A ┌盐	1/10小勺	0.6克
辣椒酱	1小勺	6克
奶酪粉	1小勺	2克
└咖喱粉	半小勺	1克
香芹	少许	

午餐菜单做法（p.92）

原料和分量（1人份）

中华什锦盖浇饭

能量	蛋白质	脂肪	盐	钾	磷
521千卡	13.2克	16.6克	1.1克	351毫克	181毫克

中华什锦盖浇饭

①猪五花肉切成方便食用大小。

②生姜切碎。胡萝卜切成薄薄的扇形。大白葱斜切成7毫米厚。白菜、青椒、鲜香菇切成方便食用大小。

③在锅内把芝麻油加热，放入①的猪肉、②的生姜炒。接着把②的硬些的蔬菜和小虾放进去，加水后稍微煮一下。当硬些的蔬菜变软后放入剩余的蔬菜再煮。

④把调味料A放入③中进行调味。并把B中的淀粉用水调拌后勾芡。

⑤把米饭装盘，把④浇上去。

作为配餐，也可以采用减盐酱油做成的裙带菜的汤类等。

米饭		180克
猪五花肉		30克
小虾		20克
生姜	少许	
胡萝卜		10克
大白葱		10克
白菜		20克
青椒		20克
鲜香菇	1个	10克
芝麻油	1小勺	4克
水	1/3杯	70毫升
A ┌白糖	2/3小勺	2克
酱油	半小勺	3毫升
└盐	1/6小勺	1克
B ┌淀粉	2/3小勺	2克
└水	2小勺	10毫升

原料和分量（1人份）

板烧樱虾蔬菜

樱虾干		7克
小油菜		30克
面粉		60克
A ⌈ 鸡蛋	1个	50克
⌊ 水	1/3杯	70毫升
油	2小勺	8克
板烧酱	2小勺	10克
海苔粉	少许	

午餐菜单做法（p.92）

能量	蛋白质	脂肪	盐	钾	磷
411千卡	16.3克	13.6克	1克	375毫克	232毫克

①樱虾干用水打湿。小油菜搅切成2厘米长。

②面粉放入碗里，把A的鸡蛋、水放进去搅拌，再加入①的樱虾干和小油菜。

③在平底锅里把油加热，把②倒进去，两面反复煎烤。

④在表面涂上板烧酱，撒上海苔粉。

作为配餐，可以选择蔬菜汁或者水果汁。

板烧樱虾蔬菜

原料和分量（1人份）

鸡肉末米饭

米饭		180克
鸡腿肉		40克
洋葱		40克
胡萝卜		30克
混合豆类		20克
油	1小勺	4克
水	3/4杯	150毫升
肉酱（市售）		12克
番茄酱	1小勺	5克
胡椒粉	少许	
香芹	少许	

午餐菜单做法（p.93）

能量	蛋白质	脂肪	盐	钾	磷
544千卡	14.3克	14.5克	1.5克	447毫克	183毫克

①鸡腿肉切成一口大小。

②洋葱切成1厘米宽的梳子形，胡萝卜随意切成小块。

③在锅内把油加热，炒①和②。加入混合豆类和水，煮5~6分钟。

④当煮到原料变软时，加入肉酱、番茄酱、胡椒粉，煮到呈糊状为止。

⑤把米饭装盘后浇上④，撒上切碎的香芹。

作为配餐，可以选择水果或者糖醋拌蔬菜等。

烩鸡肉米饭

午餐菜单做法（p.93）

炒豆腐盖浇饭

能量	蛋白质	脂肪	盐	钾	磷
486千卡	12.8克	11.6克	1.2克	470毫克	208毫克

①把老豆腐放到热水中舂碎后，捞到笊篱里控水。

②把泡水后的干香菇、羊栖菜和胡萝卜、萝卜叶一起粗粗地刀切。

③在锅内把芝麻油加热，炒②的蔬菜。然后加入①的豆腐，用调味料A调味。

④把米饭盛到碗里，浇上③，再撒上炒芝麻。

作为配餐，可以加上牛奶、奶茶，或者优酸乳之类。

原料和分量（1人份）

炒豆腐盖浇饭

米饭		180克
老豆腐	约1/3块	100克
干香菇	1只	
羊栖菜		10克
胡萝卜		20克
萝卜叶或者芜菁叶		20克
芝麻油	半大勺	6克
A ┌ 白糖	1小勺	3克
├ 酱油	2/3小勺	4毫升
├ 料酒	1小勺	6毫升
└ 盐	1/10小勺	0.6克
炒芝麻	半小勺	1.5克

午餐菜单做法（p.93）

油炸豆腐荞麦面

能量	蛋白质	脂肪	盐	钾	磷
351千卡	15.3克	8.4克	1.9克	343毫克	267毫克

①把油炸豆腐用开水浇一下，控油后切成两半（大点的切成三块）。

②把A的高汤和调味料放入小锅内，再加入①的油炸豆腐后开始煮。

③小油菜、大白葱切成5厘米长。

④在深口锅里放入B的高汤、面素后煮开，再加入③的小油菜、葱以及煮荞麦面，再次煮沸。

⑤把④装盘，添上②中煮好的油炸豆腐。

作为配餐，可以加入100千卡热量的零食等。

原料和分量（1人份）

油炸豆腐荞麦面

煮荞麦面		180克
油炸豆腐	1块	20克
A ┌ 高汤	1/4杯	50毫升
├ 白糖	2小勺	6克
├ 酱油	半小勺	3毫升
└ 料酒	1小勺	6毫升
小油菜		30克
大白葱		20克
B ┌ 高汤	1.3杯	270毫升
└ 面素（浓缩）	半大勺	9毫升

为防止能量不足而准备的可以补充100千卡的零食做法

原料和分量（2人份）

橙子果冻

水	1/4杯	50毫升
琼脂粉	半小勺	2克
白糖		30克
橙汁（30%浓度）	1杯	200毫升

葛粉粉丝

葛粉粉丝（干燥）		30克
黑砂糖		25克
水	1小勺	5毫升
醋	1小勺	5毫升

煮苹果

苹果（红）		200克
白葡萄酒	2大勺	30毫升
砂糖		20克
肉桂粉	少许	

糖煮杏梅

杏梅（干燥）		50克
砂糖		20克
水	3大勺	50毫升

乳酸菌饮料苹果冰沙

乳酸菌饮料		20毫升
苹果汁（30%浓度）	1.5杯	300毫升
砂糖	1小勺	4克

橙子果冻

①把水和琼脂粉放入小锅内，充分搅拌。
②开火后，边搅拌边烧到稍带透明状时，调为小火煮开。
③关火后，立即放入橙汁搅拌，在没有凝固前装盘，再使其凝固。
④在冰箱里冷藏后切成四方形。

葛粉粉丝

①把葛粉粉丝用开水焯一下，然后盛到笊篱里。
②在小锅内加入黑砂糖、水，煮到水量减半，然后加醋并使之冷却。
③把葛粉粉丝装盘后，浇上②。

煮苹果

①把去皮的苹果切成方便食用大小。
②在小锅内放入①的苹果、白葡萄酒，用小火煮。
③苹果稍微变软时，放入砂糖煮到汤汁熬干。
④在食用前撒上肉桂粉。

糖煮杏梅

①把杏梅放到砂糖水中浸泡，放置一会儿。
②转移到小锅里，用小火煮5~6分钟后冷却。

乳酸菌饮料苹果冰沙

①把乳酸菌饮料、苹果汁、砂糖放到一起搅拌。
②把①转移到冷冻用的容器中，放入冷冻室凝固。中间取出搅拌2~3次，做成冰冻果子露一样的冰沙。

为控制水分摄入的患者准备的替代菜单

根据肾脏功能降低的症状，可能会进行水分摄入的限制。不过由于因透析治疗或浮肿的程度不同，水分控制的要求也因人而异，所以要在医生、营养师的指导下控制水分摄入。

下面要介绍的菜单，就是为有水分摄入限制要求的患者专门提供的配菜，目的就是把水分较多的汤类换成水分较少的饮食。

当需要进行钾摄入限制时，蔬菜可以先切好泡水后再进行烹饪。

炒生菜和咖喱玉米
（替代生菜玉米咖喱汤）

把生菜30克、玉米(罐头)20克用半小勺色拉油炒，加入0.2克盐和1/6小勺咖喱粉调味。

甜醋拌卷心菜
（替代酒糟汤）

把60克卷心菜煮好，切成1厘米宽的条状。加入半小勺的白糖、半小勺的醋、1/3小勺的芝麻油后拌和调味。

煮毛豆
（替代酱汁豆浆汤）

把煮毛豆（冷冻）30克用开水快速焯一下，撒上一小撮盐。

咖喱糖醋泡菜
（替代番茄洋葱咖喱汤）

青椒30克、洋葱30克、胡萝卜10克这些蔬菜切成粗粗的条状，浇过热开水后控水并轻轻挤干。

白糖半小勺、葡萄醋1小勺、盐0.2克混合到一起搅拌，浇到挤干的蔬菜上。腌渍5~6分钟。

芝麻拌小油菜
（代替蚬子汤）

把50克小油菜煮好刀切后，撒上半小勺芝麻粉，浇上1/3小勺酱油。

煮蘑菇
（替代蘑菇汤）

把60克的丛生口蘑放入锅内，加入料酒1小勺、酱油1/3小勺，快速煮一下。

芝麻油炒裙带菜
（替代香葱小油菜酱汤）

把泡水后的30克生裙带菜切成方便食用大小，用半小勺的芝麻油炒，用1/3小勺的酱油调味。

芹菜素炒
（替代素面清汤）

芹菜70克切成5厘米长。用半小勺芝麻油炒，加入半小勺白糖、半小勺酱油炒，然后撒上少许炒芝麻。

后记：未雨绸缪和亡羊补牢

最近，我在为血液透析患者进行诊查的过程中，发觉透析治疗是一种防患于未然的备受期待的治疗方式。血液透析患者通常每隔一天，在周一、三、五或者周二、四、六接受治疗。如果治疗顺利，除了瘙痒、一定程度的倦怠、便秘以外没有其他症状，4个小时的治疗结束后，可以若无其事地回家。而如果肾脏的功能不太好时，可以收集1日多次或者2日的尿液送到医院去进行检测。

例行体检等健康诊查方式也是一种防患于未然的做法。在尚未出现症状时就早期发现疾病，在病情没有恶化前就进行早期治疗，这样就能够使身体长期维持良好状态。例行体检还是对除了癌症之外的糖尿病、高血压、肾脏病等慢性病，或者包含高脂血症在内的代谢症候群等慢性疾病非常有效的诊查方式。

当透析患者感觉不到疼痛和瘙痒时，有的就会松懈生活指导和饮食疗法，或者不再服用药物等。其结果是不少人在出现病情恶化之后才开始后悔不已。当出现合并症或并发症，情况变坏之后再进行治疗，不仅要花费更多的时间，而且还会留下后遗症，甚至有可能无法彻底康复等。就像因为跌倒而导致骨折不得不拄着拐杖行走一样的道理，陷入"亡羊补牢，为时已晚"的境地。比如，因水分过量摄入而引发的心律不齐，如果症状反复出现，就会渐渐陷入无法复原的境地。这种变化我们称之为不可逆变化。

只进行普通门诊检查，也是一种防患于未然的方式。在出现某些症状之后，到医疗机构接受检查和治疗。对于慢性肾脏病的诊查，我们期待患者要做的不是亡羊补牢，而是要防患于未然。因为一旦病情发展为4期，就很难恢复到3期了，那么所有的治疗都只能是治标不治本的举措而已。治疗的重点就是抑制病情向肾功能不全方向发展，以及预防心血管疾病。而如果能在病情处于2、3期时发现并进行治疗，就有可能从2期恢复到1期，3期恢复到2期。不仅对接受慢性肾炎治疗中的患者，同时还对接受糖尿病或高血压治疗中的患者一样，都要尽可能地在3期之前检查是否已经陷入慢性肾脏病状态之中，并有必要采取抑制病情发展的相关措施。

至此，关于肾脏病我们已经说得够多了。由于本人就是肾脏内科医师，所以目前为止，已经诊治过很多直到马上就要进行透析治疗才被介绍过来的糖尿病和高血压患者。事实证明，只要患者借助生活和饮食的管理，以及适当地服用药物等方式，此后是可以控制病情不向慢性肾功能不全方向发展的，也能够避免引发心血管疾病。我也祈愿更多的综合治疗医师（诊所医师）和循环系统医师、糖尿病医师们，大家能够齐心协力，致力于慢性肾脏病的早期发现、早期治疗。